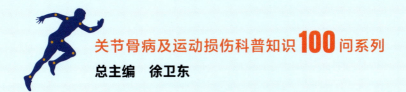

关节骨病及运动损伤科普知识 **100** 问系列

总主编 徐卫东

人工膝关节置换 100 问

徐卫东 李朔 编著

复旦大学出版社

总主编简介

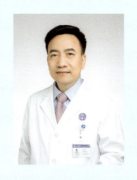

徐卫东，主任医师、教授、博士生导师。海军军医大学第一附属医院（上海长海医院）关节骨病外科主任、全军临床重点专科（骨科）负责人。入选上海领军人才，获上海市首届十大"仁心医师"称号及人民日报健康客户端主办的第五届"国之名医"称号。担任中央军委第四届保健委员会会诊专家、海军军事训练伤防治专家组组长、中华医学会运动医疗分会副主任委员及膝关节学组组长、中国医师协会运动医学医师分会副会长、上海市医学会第十届运动医疗分会主任委员、《中华关节外科杂志》副总编、《中华骨科杂志》编委等，是军内外著名的运动医学、训练伤防治和骨关节疾病诊疗专家。

从医34年来，始终亲自实施每一台手术，经验丰富、技术精湛。深入研究强直性脊柱炎等脊柱关节疼痛病症的发病机制，积极探索诊治方案，并牵头制定相关专家共识等，成为该领域的学术带头人。长期从事关节外科、运动及战训损伤的诊断与治疗，专长人工髋关节、膝关节和肩关节置换，以及膝关节半月板及前、后交叉韧带重建和肩与踝关节镜手术，关节畸形矫正，常见四肢及关节骨折手术等。

主编/主译著作50余部。以第一/通讯作者发表SCI收录论文70余篇、在国内期刊发表论文百余篇。以第一申请/项目负责人承担国家自然科学基金4项，牵头全军重大科研专项1项等。获军队科技进步奖等。

总 序

关节、骨骼、肌肉和韧带的健康构成了人体健康的基石。它们不仅构筑了人体的框架,支撑体重和保护内脏器官,更是赋予我们运动能力的关键,使我们能够自如地进行日常活动和参与各类体育竞技。然而,随着社会的不断发展,老龄化进程的日益加剧以及慢性病发病率的持续居高不下,关节、骨骼等相关疾病的患病率逐年增加,这已然成为影响中老年人社会活动和生活质量的重要问题。与此同时,在全民健身热潮的背景下,由于部分人群对科学健身的重视程度不足,或者缺乏专业的运动指导,导致运动健身人群发生运动损伤的风险明显增加。2016年,国务院印发的《"健康中国2030"规划纲要》中,明确提出:"把健康摆在优先发展的战略地位。"为了推动全民健身向更高层次发展,满足人民群众日益增长的健身和健康需求,2021年国务院又发布了《全民健身计划(2021—2025年)》。这些政策文件使得运动促进健康的理念深入人心,但是关节骨病及运动损伤相关问题也对"健康中国"战略的实施提出了新的挑战。

在这样的背景下,"关节骨病及运动损伤科普知识100问系列丛书"应运而生。作为本丛书的总主编,回首近30载的临床历程,我心中满是感慨。在那一方救死扶伤的医疗前线,我与无数关节骨病及运动损伤患者相遇。他们或因知识的匮乏,在疾病悄然来袭时浑然不觉,错失了早期治愈的黄金时机;或因深陷认识的误区,在错误的治疗歧途上渐行渐远;又或因对手术心怀恐惧,在犹豫与拖延中,让康复的希望渐渐黯淡；再或因不了解术后康复的重要性，而忽视了康复锻炼，使手术效果大打折扣。每一种情形，都令我非常痛心。依托于海军军医大学第一附属医院（上海长海医院）关节骨病外科团队的深厚专业底蕴和丰富临床经验的优势，我带领大家一起编写了这套科普知识100问系列丛书，希望能够为患者及其家属答疑解惑，提升他们对以上问题的认知，帮助他们科学和勇敢地面对疾病和伤痛。

虽然目前市面上有一些同类图书，但是大多较为零散，内容也不够系统、全面。本丛书全面且深入地覆盖了关节骨病及运动损伤的各个方面，内容丰富多元，涵盖强直性脊柱炎、骨肿瘤、前交叉韧带损伤、半月板损伤、肩关节损伤、常见骨折、腰背疼痛等；也包括患者和家属非常关心的各种相关手术，如肩、膝、踝关节镜手术，人工髋、膝关节置换、前交叉韧带重建手术等，确保各类患者都能从中获取相关信息。

本丛书以通俗易懂为宗旨，以一问一答的形式呈现，图文并茂。每本书都根据各自主题分为几个章节，系统地介绍骨骼、关节、肌肉、韧带的基本结构和功能；深入剖析疾病或损伤发生的原因、种类、临床表现、影像学特点及诊断要点；详尽阐释各种治疗手段，包括物理治疗、药物治疗和手术治疗；在此基础上，还精心总结常见的运动损伤预防技巧以及行之有效的康复方法，无论是运动员在激烈赛事中的自我防护，健身爱好者在日常锻炼中的防患未然，还是部队官兵高强度训练中的健康保障，乃至普通人群在日常活动中的骨骼肌肉呵护,都能从中获取实用的指导。

通过这套精心编撰的科普丛书,我们由衷期望,以知识为力量,以科普为桥梁,有效地防治关节骨病和运动及战训损伤,助力患者战胜伤病,重获健康,重返运动;进而将运动促进健康的理念落到实处,为"健康中国"战略的稳步推进贡献一份力量,让每一个人都能在健康的道路上稳健前行,畅享活力人生。

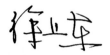

前 言

在当今社会,随着人口老龄化的加剧以及人们生活方式的改变,膝关节疾病的发病率呈现逐年上升的趋势,骨关节炎在 60 岁以上人群中的发病率高达 50%,严重影响患者的生活质量。这些膝关节疾病带来的危害不仅仅是疼痛,更限制了患者的行动能力,使日常活动如行走、上下楼梯都十分困难,甚至导致患者失去自理能力,给患者及其家庭带来了沉重的负担。

人工膝关节置换术作为一种有效的治疗手段已被广泛用于严重骨关节炎的治疗。然而,对于大多数患者及其家属而言,这是一个充满疑问的领域。他们迫切需要了解人工膝关节置换的方方面面,从手术的必要性、手术过程、术后康复到可能出现的并发症等,这便是本书的编著背景。

本书精心整理了关于人工膝关节置换最常见的 100 个问题,内容涵盖广泛。首先,在"基础知识"中,详细介绍了膝关节置换的基础知识,包括膝关节置换的适应证和禁忌证等。这有助于读者理解为什么需要进行人工膝关节置换术。接着是"住院和手术",这也是本书的重点之一。从术前准备工作,包括身体准备、心理准备,到术后是否需要佩戴支具等,都做了全面的阐述。本书用通俗易懂的语言解释复杂的医疗操作,使读者对手术有一个清晰的概念,从而减少对手术的恐惧。在"手术风险与并发症"中,详细介绍了手术可能存在的风险和并发症,让读者在面对手术时有充分的心理准备。术后康复是决定手术效果的关键环节。"术后生活与长期管理"中提供了详细的康复计划和指导,包括不同阶段的康复训练方法、康复过程中的注意事项、如何应对康复过程中可能出现的问题等。此外,还介绍了术后的生活护理,帮助患者更好地恢复正常生活。

  本书的目标受众主要是准备接受人工膝关节置换术的患者及其家属,同时也适合基层医疗工作者作为科普资料。对于患者及其家属来说,这是一本解惑之书,能帮助他们在整个治疗过程中更加从容。对于医疗工作者来说,它是与患者沟通的有力辅助工具。

  在本书编写过程中,最大的挑战莫过于如何将专业复杂的医学知识转化为通俗易懂的语言。为了克服这一难题,我们与大量的患者进行交流,了解他们最关心的问题和困惑,然后以此为出发点,对医学术语进行解释和形象化描述,并编写了贴近真实生活的"生活案例"。此外,我们参考了国内外众多权威的医学文献和临床研究成果,确保内容的科学性和准确性。

  患者们那一双双渴望知识的眼睛,他们对健康生活的向往,激励着我们克服临床工作繁忙的困难,利用零散的休闲时间精心编写了本书。我们期望借由本书,为患者们点亮通往康复之路的明灯,能成为每一位有需要读者的良伴,陪伴他们度过这一重要的医疗旅程。

目 录

基础知识

1. 什么是人工膝关节置换手术? ……………………………… 002
2. 人工膝关节置换手术技术成熟吗? …………………………… 003
3. 膝关节置换手术适合哪些人群? ……………………………… 004
4. 哪些人不适合做人工膝关节置换手术? ……………………… 006
5. 人工膝关节置换手术与其他膝关节手术有何不同? ………… 007
6. 人工膝关节置换手术主要涉及哪些步骤? …………………… 008
7. 人工膝关节是由什么材料制成的? …………………………… 009
8. 人工膝关节能用多久? 需要多次更换假体吗? ……………… 010
9. 有哪些人工膝关节假体可以选择? 哪种假体最好? ………… 011
10. 人工膝关节是如何固定在骨骼上的? ………………………… 013
11. 术后会有异物感吗? …………………………………………… 014
12. 人工膝关节置换手术后膝关节的活动范围能达到多少? …… 015
13. 人工膝关节置换手术后患者的生活质量会有什么样的改善? … 016
14. 手术前需要进行哪些准备和评估? …………………………… 017

住院与手术

15. 住院之前患者及其家属需要做哪些准备? …………………… 020
16. 哪些疾病会影响人工膝关节置换手术? 患者需要怎么做? … 021

17	术前膝关节疾病的严重程度对手术效果有多大影响？	022
18	患者有一些日常应用的药物，术前需要停药吗？	023
19	住院时哪些关键信息患者要主动告诉医生？	024
20	手术的费用大概需要多少？	025
21	患者可以去外地手术吗？医保可以报销吗？	026
22	手术前需要做哪些检查？	027
23	手术前需要学习和了解哪些康复动作？	029
24	手术当天会经历什么？	030
25	手术通常持续多长时间？	031
26	手术过程中家属可以陪伴在患者身边吗？	031
27	手术前需要插导尿管吗？	032
28	手术一般采用哪种麻醉方式？	033
29	听说全身麻醉会影响大脑功能，这是真的吗？	034
30	椎管内麻醉后会出现腰痛吗？	035
31	术前需要禁水、禁食吗？如果患者饿了或者有糖尿病，该怎么办？	035
32	手术当天哪些药物能吃？哪些不能吃？	037
33	人工膝关节置换术后需要放置引流管吗？放多久？	038
34	手术切口有多大？切口会留瘢痕吗？	039
35	术后需要拆线吗？多久拆线？	040
36	手术后需要在床上躺很久吗？多久可以下地活动？	041
37	术后多久可以洗澡？	041
38	患者住院期间需要家属24小时陪护吗？需要陪护多久？	042

㊴ 手术后的恢复期是多久？·· 043
㊵ 手术后需要如何休息和保持体位？···································· 043
㊶ 手术后的伤口护理有哪些注意事项？································ 045
㊷ 麻醉过了以后会很痛吗？有哪些药物或方法可以减轻疼痛？········ 046
㊸ 镇痛泵是什么？··· 047
㊹ 术后需要使用镇痛泵吗？··· 047
㊺ 术后可能会出现哪些不适？如何处理？······························· 048
㊻ 术后多久可以饮食？··· 049
㊼ 术后饮食需要注意什么？··· 049
㊽ 手术后需要观察哪些指标？··· 050
㊾ 手术后何时可以进行康复训练？康复训练的具体内容是什么？······ 052
㊿ 听说关节置换手术在术后及功能锻炼时很痛苦，是真的吗？·········· 053
51 哪些因素可能影响人工膝关节置换手术的康复效果？·················· 054
52 术后需要佩戴支具吗？··· 055
53 手术后需要使用助行器或拐杖吗？····································· 056
54 如何正确使用助行器或拐杖？·· 056
55 一般需要住院多久？··· 057
56 出院时可以选择什么样的交通工具回家？··························· 058

手术风险与并发症

57 人工膝关节置换手术有哪些风险？····································· 060
58 如何降低手术后感染的风险？·· 061

- 59 术后出现什么样的情况提示可能存在感染? ……………… 062
- 60 术后多用一段时间抗生素或者用高级别的抗生素是不是可以降低感染发生率? ……………… 063
- 61 术后伤口不愈合的风险有多大? 如何预防伤口不愈合? ……… 063
- 62 术后血栓形成的风险有多大,如何预防? ……………… 064
- 63 术后需要穿梯度压力弹力袜预防血栓吗? ……………… 065
- 64 哪些患者不适合在术后穿戴梯度压力弹力袜? ……………… 066
- 65 如何选择梯度压力弹力袜? ……………… 066
- 66 如果术后出现血栓形成,会有什么后果? 如何处理? ……… 067
- 67 术后膝关节脱位的可能性有多大? 如何避免? ……………… 068
- 68 术后出血或出现血肿的风险如何? 如何避免? ……………… 069
- 69 术后人工关节松动或磨损的风险有多大? 如何预防? ……… 070
- 70 人工膝关节置换术后假体松动的症状有哪些? ……………… 071
- 71 术后是否可能出现神经损伤? 如何预防和处理? ……………… 072
- 72 术后疼痛持续的时间通常有多长? ……………… 074
- 73 术后如何预防肺部感染? 应该注意哪些生活习惯? ……… 074
- 74 术后如何识别和处理潜在的并发症,如心脏或肺部问题? ……… 076
- 75 人工膝关节置换术后会出现骨折吗? 如何预防和治疗? ……… 077
- 76 如果出现并发症会导致瘫痪吗? ……………… 078
- 77 术后如何定期随访和监测,以便尽早发现并处理并发症? ……… 079
- 78 如果术后出现疼痛或功能受限,患者应该如何调整康复计划? ……… 080

术后生活与长期管理

- 79 手术后需要服用哪些药物？它们的作用和不良反应有哪些？ ……… 084
- 80 出院后患者需要去康复医院或者康复门诊吗？ …………………… 085
- 81 复查内容都包括什么？复查需要带什么东西？ …………………… 085
- 82 术后关节再次出现较剧烈的疼痛该怎么办？ ……………………… 086
- 83 骨质疏松症的高危人群包括哪些？骨质疏松症患者关节置换术后有哪些注意事项？ ……………………………………………………… 087
- 84 术后需要补钙吗？ …………………………………………………… 089
- 85 术后推荐的钙质摄入剂量一般是多少？ …………………………… 089
- 86 术后患者能否驾驶汽车，何时可以重新开始驾驶？ ……………… 090
- 87 关节置换术后可以做磁共振检查吗？ ……………………………… 091
- 88 两侧膝关节可以同时置换吗？ ……………………………………… 091
- 89 如分次做置换手术，多久后可以做另外一侧膝关节？ …………… 092
- 90 如果后期患了糖尿病，会影响关节的功能吗？ …………………… 093
- 91 除了糖尿病，还有哪些疾病可能会影响人工膝关节置换术后的功能？ ……………………………………………………………………… 093
- 92 手术后能深蹲吗？ …………………………………………………… 094
- 93 术后在家中应如何安全地进行日常活动，如上下楼梯、坐起等？ … 095
- 94 术后还可以爬山、跑步、旅游吗？ ………………………………… 095
- 95 如果术后想减重，可以选择哪些运动？ …………………………… 097
- 96 饮酒、吸烟等会影响人工关节吗？ ………………………………… 098

- 97 如何选择合适的鞋子? ……………………………………………… 099
- 98 如何预防肌肉萎缩和关节僵硬? …………………………………… 100
- 99 术后患者是否需要购买特殊的家居设备或家具? ………………… 101
- 100 术后多久可以进行夫妻生活? ……………………………………… 102

基础知识

1 什么是人工膝关节置换手术?

人工膝关节置换手术是一种治疗严重膝关节疾病的手术方式。从原理上来说,当膝关节因各种原因(如骨关节炎、类风湿关节炎、创伤性关节炎等)出现严重的损伤、畸形、疼痛且无法通过保守治疗有效缓解时,人工膝关节置换手术可以通过移除和更换受损的关节面,重建膝关节的功能。

人工膝关节置换手术具有重要意义。它可以显著减轻患者的疼痛。许多患者在术前长期遭受膝关节疼痛的折磨,严重影响生活质量,术后疼痛往往能得到极大改善。它还能改善关节功能,使患者恢复正常的行走、上下楼梯等活动能力,提高生活自理能力和生活质量。对于因膝关节疾病而导致行动不便、长期卧床的患者来说,这无疑是一种重要而十分必要的治疗选择(图1)。

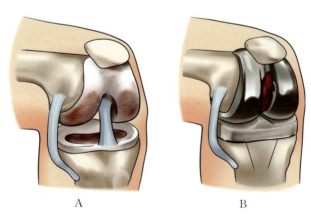

图1 人工膝关节置换前后

A.置换术前,关节表面磨损、骨质增生明显;B.置换术后,磨损的关节面替换为人工关节假体。

例如,一位有严重骨关节炎的老年患者,关节疼痛伴有畸形,在术前几乎无法正常行走,膝关节疼痛难忍,日常生活需要他人照顾。经过人工膝关节置换手术后,疼痛明显减轻,能够自主行走、上下楼梯,不仅生活质量大幅提高,还减轻了家人的负担。

然而,人工膝关节置换手术也并非没有风险,可能出现感染、假体松动、脱位、下肢深静脉血栓形成等并发症。但随着手术技术的不断提高和围手术期管理的完善,这些并发症的发生率在逐渐降低。

为了确保手术效果和减少并发症,患者在术前需要进行全面的评估,包括身体状况、疾病严重程度等。术后需要积极配合康复训练,遵循医生的指导进行康复锻炼和日常护理。

总之,人工膝关节置换手术是一项成熟且有效的治疗方法,能为严重膝关节疾病患者带来新的希望和生活改善。但患者在决定是否进行手术时,应与医生充分沟通,了解手术的利弊和风险,以便做出明智的选择。同时,术后的康复和护理也至关重要,对手术效果和患者的长期预后有着重要影响。

2 人工膝关节置换手术技术成熟吗?

人工膝关节置换手术是一项相对成熟的技术。它大致始于20世纪中叶,到现在已经开展了60～70年。经过长期的临床发展和实践,该技术在手术操作、假体设计、围手术期管理等方面都取得了显著进步。大量的临床研究和实践经验表明,人工膝关节置换手术可以为许多患者带来明显的益处,如缓解疼痛、改善关节功能等。

在手术操作方面，医生们积累了丰富的经验，能够熟练地进行手术的各个步骤，精确地安装假体，减少手术失误和并发症的发生。假体的设计也越来越符合人体解剖结构和生物力学原理，提高了假体的稳定性和耐久性。

此外，围手术期的管理也日益完善。术前对患者进行全面评估，包括身体状况、合并疾病等，以确保患者能够耐受手术。术后有系统的康复方案，帮助患者尽快恢复关节功能。

然而，这并不意味着该技术已经完美无缺，它仍然存在一些挑战和问题。例如，有些患者可能由于自身的特殊情况，如骨质疏松较为严重、基础疾病较多等，手术效果可能不如预期理想。但总体来说，人工膝关节置换手术技术是成熟可靠的。

为了进一步提高手术的安全性和有效性，医疗界仍在不断探索和研究，包括改进手术技术、研发新型假体材料、优化康复方案等。总之，人工膝关节置换手术技术在不断发展和完善，为广大膝关节疾病患者带来了福音。

3 膝关节置换手术适合哪些人群？

膝关节置换手术主要适合以下几类人群。

首先是严重的膝关节骨关节炎患者（图2）。当关节炎发展到晚期，关节软骨严重磨损、破坏，导致关节疼痛、畸形、活动受限，严重影响生活质量，经保守治疗无效时，膝关节置换手术往往是较为有效的治疗选择。

基础知识

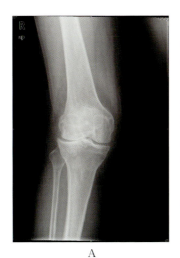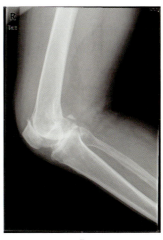

A　　　　　　　　　　　　B

图2　严重膝关节骨关节炎患者的X线片

A.正位片；B.侧位片，可见关节间隙明显狭窄，关节周围有大量骨赘形成，同时伴有关节外翻畸形。

其次是类风湿关节炎、强直性脊柱炎等累及膝关节，造成膝关节严重破坏的患者。这些疾病可能导致膝关节功能丧失，置换手术可以帮助改善关节功能，减轻疼痛。

再者是创伤性关节炎患者，尤其是经历过严重膝关节创伤后，关节面不平整、软骨损伤严重，导致长期疼痛和功能障碍，也可能需要进行膝关节置换。

另外，一些膝关节的骨肿瘤患者，在切除肿瘤后，可能需要进行膝关节置换来重建关节功能。

4 哪些人不适合做人工膝关节置换手术？

以下人群通常不适合做人工膝关节置换手术。

（1）膝关节周围或全身存在活动性感染：如关节感染未控制、身体其他部位有严重感染等，因为手术可能会导致感染扩散，影响手术效果，甚至危及生命。

（2）身体状况较差难以耐受手术：如患有严重的心、肺、肝、肾等重要脏器功能衰竭，不能承受手术带来的创伤和应激。

（3）严重的骨质疏松：可能会影响假体的固定，增加手术失败的风险。

（4）神经肌肉疾病导致下肢肌无力：如严重的帕金森病、脑卒中等，患者术后无法配合康复训练，从而难以达到理想的手术效果。

（5）精神疾病：不能配合治疗和康复训练的患者。

（6）预期寿命较短：如果患者的预期寿命很短，手术带来的益处可能不明显，需谨慎考虑。

（7）存在血液系统疾病：如凝血功能障碍等，可能导致术中出血难以控制。

（8）年轻且活动量大的患者：可能需要慎重考虑，因为人工关节有一定的使用年限，对于这类患者可能不是最佳选择。

需要注意的是，具体情况需综合评估，医生会根据患者的个体差异进行详细的分析和判断，即使存在上述某些情况，也并非绝对不能进行手术，有时在经过适当的治疗和准备后，仍有可能进行手术。例如，对于有轻度感染的患者，经过积极抗感染治疗后，感染得到控制，也可能考虑手术。同样，对于骨质疏松患者，在术前和术后进行积极的抗骨质疏松治疗，也能在一定程度上降低手术风险。

> **生活案例**
>
> 王大爷由于膝关节骨关节炎，准备接受人工膝关节置换术。术前，医生对王大爷进行全面评估时发现，他还患有足癣。平日里，王大爷的脚趾缝老是瘙痒难耐，甚至还出现了破溃的情况。医生严肃地告知王大爷，足癣属于真菌性感染，倘若不能得到彻底治疗，在进行人工膝关节置换术后，很有可能会引发假体感染，后果将不堪设想。
>
> 王大爷听后，不敢有丝毫怠慢，赶忙前往皮肤科就诊。在皮肤科医生的精心治疗下，王大爷的足癣终于治愈了。之后，他顺利地完成了人工膝关节置换手术，并且术后恢复得相当不错，如今又能像往常一样正常生活了。

5. 人工膝关节置换手术与其他膝关节手术有何不同？

人工膝关节置换手术与其他膝关节手术有以下一些不同点。

（1）手术目的：人工膝关节置换手术主要是通过替换受损的关节面来重建膝关节功能，解决严重的关节病变导致的疼痛、畸形和功能丧失问题。而其他膝关节手术可能侧重于修复、清理、重建部分结构等。

（2）手术范围：人工膝关节置换手术涉及对整个膝关节面的处理和假体的置入，手术范围相对较大。其他手术可能只针对特定的损伤部位，如半月板修复、韧带重建等，手术范围较局限。

（3）效果持久性：一般来说，人工膝关节置换手术在合适的情况下效果较为持久，能长期改善关节功能。其他手术的效果可能因具体手术方式和个体情况而有所不同，有些可能需要后续进一步处理。

（4）术后康复：人工膝关节置换术后需要进行较为系统和长期的康复训练来适应假体和恢复功能。其他膝关节手术也有康复需求，但在程度和侧重点上可能有所差异。

（5）适应证：人工膝关节置换手术主要针对严重的膝关节骨关节炎等终末期病变。而其他手术则适用于不同类型和阶段的膝关节问题，如半月板撕裂适合半月板修复手术，韧带损伤适合韧带重建手术等。例如，半月板损伤时，可通过半月板修复或部分切除手术来处理，以保留半月板的部分功能；而当膝关节骨关节炎发展到晚期，其他手术无法有效解决时，人工膝关节置换就成为更合适的选择。

6 人工膝关节置换手术主要涉及哪些步骤？

人工膝关节置换手术主要包括以下步骤。

（1）术前准备：对患者进行全面评估，包括身体状况、影像学检查等，确定手术方案，标记手术部位，患者进行术前禁水、禁食等准备。

（2）切口与显露：在膝关节处做合适长度的切口，切开皮肤、皮下组织等，小心分离周围肌肉、肌腱等结构，充分暴露膝关节。

（3）切除病变组织：去除磨损的关节软骨、增生的骨赘等病变组织，为假体安装创造空间。

（4）测量与截骨：精确测量膝关节的尺寸和角度，使用特殊工具进行股骨和胫骨的截骨，以确保假体安装的准确性和稳定性。

（5）安装假体：将合适的股骨假体、胫骨假体及垫片准确放置在截骨后的部位，并用骨水泥等固定。

（6）检查稳定性与活动度：安装后测试膝关节的稳定性、活动范围等，确保假体位置良好且关节活动正常。

（7）缝合切口：依次缝合各层组织，关闭切口。

（8）放置引流：根据情况放置引流管，引出渗出液，减少血肿形成。

术后还需要密切观察患者情况，进行康复训练等，以促进患者恢复膝关节功能。需要注意的是，具体步骤可能因手术医生的习惯和患者的个体情况而有所不同。

7　人工膝关节是由什么材料制成的？

人工膝关节通常由以下几种材料制成。

（1）金属材料：如钴铬钼合金等，具有高强度和耐磨损的特性，用于制造关节的股骨髁、胫骨平台等主要部件（图3）。

（2）高分子材料：常见的是超高分子量聚乙烯，它被用于制造半月板衬垫，以减少关节面之间的摩擦和磨损（图4）。

（3）陶瓷材料：具有良好的生物相容性和耐磨性能，也有用在人工膝关节假体的制作。

例如，在一款典型的人工膝关节中，股骨髁和胫骨平台由钴铬钼合金制成，而半月板衬垫则是超高分子量聚乙烯制成。这些材

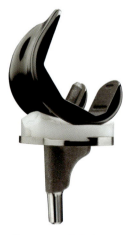

图3 人工膝关节假体

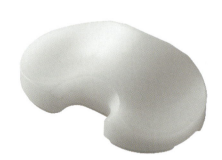

图4 高分子聚乙烯衬垫

假体共分为3部分：股骨假体、胫骨假体及中间的衬垫。其中股骨假体及胫骨假体为金属材质。

料的组合旨在模拟自然膝关节的功能，同时提供足够的强度、耐久性和舒适性，以帮助患者恢复正常的活动能力。不同厂家和型号的人工膝关节可能在材料的选择和具体应用上有所差异。

8 人工膝关节能用多久？需要多次更换假体吗？

人工膝关节的使用年限因人而异，但一般来说，在良好的情况下可以使用15年，甚至20年以上。

影响人工膝关节使用年限的因素有很多，包括：①患者的体重，过重的体重会增加假体的负担；②活动量，高活动量可能导致假体磨损加快；③假体的质量和设计；④手术技术是否精湛。

至于是否需要多次更换假体，这并不是绝对的。有些患者可能在初次置换后能使用很长时间而无需再次更换；但也有部分患者可能由于假体松动、磨损、感染等原因，需要在若干年后进行再次甚至多次更换。

例如，一位体重适中、日常活动较为适度且手术非常成功的患者，其人工膝关节可能使用终身都无需更换；而另一位体重较大、活动较为剧烈且术后出现一些并发症的患者，可能在10年左右就需要考虑更换假体了。需要注意的是，每一次更换假体，手术的难度和风险都会相应增加。

9 有哪些人工膝关节假体可以选择？哪种假体最好？

目前人工膝关节假体主要包括以下几种类型。

（1）后稳定型假体（图5）：在手术操作上相对简单，能够提供较好的关节稳定性，尤其适用于后交叉韧带功能不良或者难以保留的情况。但是由于切除了后交叉韧带，与自然膝关节运动力学有一定差异，可能在一定程度上牺牲了部分本体感觉。另外，由于假体机械限制程度较高，对术后的膝关节灵活性有一定影响。

（2）后交叉韧带保留型假体（图6）：更接近人体自然膝关节的运动力学，理论上可能有利于假体的长期存活；能保留后交叉韧带，对关节的本体感觉可能有一定好处。但是，手术技术要求相对较高，需要精准处理并保留后交叉韧带，精准做好人工膝关节的伸屈间隙平衡。

（3）前、后交叉韧带保留型假体：保留了前、后交叉韧带，能更好地模拟正常膝关节的运动模式和力学特性，有助于维持关节的

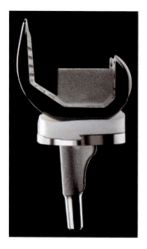 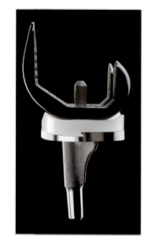

图5　后稳定型假体　　　图6　后交叉韧带保留型假体

稳定性及灵活性。但手术难度高,对手术医生的技术要求非常苛刻,需要精确地处理和保留韧带,增加了手术的复杂性和风险。并且,手术适应证较窄,只适用于一些韧带条件非常好的患者。如果保留的韧带在术后出现问题,如松弛或损伤,可能会影响假体的功能和效果。

因此,并没有绝对意义上"最好"的假体。选择哪种假体需要综合考虑多种因素:①患者的具体病情,包括膝关节的损伤程度、畸形情况等;②患者的活动需求,如果患者日常活动量大,可能需要更耐磨的假体;③医生的经验和偏好,不同医生可能对某些假体更熟悉和擅长操作。

例如,对于一位年龄较大、日常活动相对较少且膝关节畸形不严重的患者,后稳定型假体可能是一个合适的选择;而对于一位年轻、热爱运动、希望有更高膝关节活动度的患者,后交叉韧带保留型假体可能更符合需求。但最终的选择需要医生根据患者的个体情况进行详细评估和权衡。每种假体都有其特点和优势,关键是要适合患者的具体情况,以达到最佳的治疗效果和长期满意度。

10 人工膝关节是如何固定在骨骼上的?

人工膝关节固定在骨骼上主要有以下几种方式。

(1)骨水泥固定:医生会先对骨骼进行精心准备,使其表面平整且适合骨水泥的附着。将调配好的骨水泥涂抹在人工膝关节假体和骨骼的接触部位。骨水泥迅速凝固,形成强大的黏合力,将假体牢固地固定在骨骼上。骨水泥中可以添加抗生素,对于一些有感染风险的患者,含抗生素的骨水泥可以减少患者术后出现假体周围感染的情况。对于骨质疏松较为严重、骨骼质量不佳的患者,骨水泥能提供即时且稳定的固定效果(图7)。

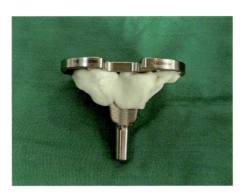

图7 人工膝关节假体通过骨水泥和骨组织进行固定

(2)生物固定:人工膝关节假体表面通常设计有特殊的微孔结构或涂层。这些结构有助于刺激骨组织的生长和向内渗透。随着时间的推移,新生的骨组织逐渐长入假体表面,实现稳固的结合。例如一些年轻、骨质较好的患者,自身的骨生长能力较强,更适合采用生物固定的方式。

(3)混合固定:部分人工膝关节采用了混合固定的策略,即在某些部位使用骨水泥固定,而在其他部位依靠生物固定。这种方式结合了两种固定方法的优点,以达到更理想的固定效果。

在实际操作中,医生会综合考虑患者的年龄、健康状况、骨质条件等因素,选择最适合患者的固定方式,以确保人工膝关节能够长期稳定地发挥作用。

11 术后会有异物感吗?

在人工膝关节置换手术后,大部分患者不会有很明显的异物感。

异物感的产生可能与多种因素有关。首先,人工膝关节假体毕竟不是自身的组织,在身体内可能会引起一定的不适应。其次,如果假体的尺寸、形状与患者的膝关节不匹配,或者安装位置不够精确,也可能导致异物感的出现。

然而,随着身体的恢复和适应,这种异物感往往会逐渐减轻。很多患者在术后几个月至1年内,随着肌肉力量的增强、关节活动度的改善以及心理上的逐渐接受,异物感会变得不那么明显,甚至不再感觉到。

例如,有些患者在术后初期感觉膝关节内有明显的异物存在,走路时总觉得不太自然,但经过半年的康复锻炼和恢复,这种感觉逐渐消失,能够正常行走和活动。但也有少数患者可能长期存在较明显的异物感,尤其是在天气变化、过度劳累或者活动量较大时。

总之，手术后膝关节是否会有异物感以及异物感的严重程度，个体差异较大，受到多种因素的综合影响。

12 人工膝关节置换手术后膝关节的活动范围能达到多少？

人工膝关节置换手术后膝关节的活动范围因人而异，但一般来说，经过良好的康复和恢复，大多数患者可以实现0°伸直和至少90°~120°的屈曲。

一些年轻、身体状况较好、积极配合康复训练以及手术效果理想的患者，膝关节的屈曲角度可能更大，甚至达到130°~150°，能够满足日常生活中的大部分需求，如正常上下楼梯、坐矮凳、骑自行车等。

然而，也有部分患者由于多种因素，如术前膝关节的僵硬程度较高、术后康复不理想、合并其他疾病（如神经系统疾病影响肌肉控制）、假体的类型和安装位置等，可能膝关节的活动范围相对较小，只能达到70°~90°的屈曲。

例如，一位50岁的患者，术前膝关节活动严重受限，但通过精心的手术和积极的术后康复，最终实现了0°伸直和120°的屈曲，能够自如地进行日常活动和轻度运动。另一位70岁类风湿性关节炎患者，由于术后康复不够积极，加上自身基础疾病的影响，膝关节仅能达到0°伸直和80°的屈曲，但也基本能够满足正常的行走和生活自理需求。

13 人工膝关节置换手术后患者的生活质量会有什么样的改善？

人工膝关节置换手术后，生活质量可能会有以下各方面的显著改善。

（1）疼痛缓解：以往因膝关节病变导致的剧烈疼痛会大幅减轻甚至完全消失，使患者不再因疼痛而备受折磨，能够更轻松地进行各种活动。

（2）活动能力增强：可以更自如地行走，关节活动范围较术前明显改善，包括长距离行走，上下楼梯也会变得较为容易，能够去更多想去的地方，参与更多社交活动。

（3）睡眠改善：没有了膝关节疼痛的困扰，睡眠质量通常会明显提高，能让患者白天更有精神。

（4）自信心提升：能够重新恢复正常的行动能力，会让患者对自己更有信心，积极面对生活，减少因行动不便带来的心理负担。

（5）独立生活能力提高：可以自己完成日常的购物、做饭、打扫等活动，减少对他人的依赖。

例如，之前因为膝关节疼痛而很少出门的患者，术后可以经常外出散步、旅游；原本上下楼梯都很困难的患者，术后能够轻松地在家里上下楼梯；以前夜间经常因为疼痛而难以入睡的患者，术后能享受良好的睡眠，白天精力充沛地投入工作和生活。总之，人工膝关节置换手术可以给患者的生活带来诸多积极的变化，极大地提升生活质量。

> **生活案例**
>
> 70多岁的赵大爷多年来一直饱受严重骨关节炎的折磨。他的关节严重疼痛,还伴有畸形。他连正常行走都几乎做不到,每走一步,膝关节都传来钻心的疼痛。平日里,穿衣、洗漱、吃饭等这些简单的日常活动,赵大爷都无法独自完成,事事都需要家人的照顾。
>
> 在家人的支持和医生的建议下,赵大爷接受了人工膝关节置换手术。手术后,奇迹发生了!他膝关节的疼痛明显减轻,曾经举步维艰的他,如今能够自主行走,甚至可以轻松地上下楼梯。生活不再被疼痛和不便所困扰,赵大爷的生活质量大幅提高。更重要的是,他不再需要家人时刻在身边照顾,大大减轻了家人的负担。赵大爷又能重新享受自由自在、充满活力的晚年生活了。

14 手术前需要进行哪些准备和评估?

手术前通常需要进行以下准备和评估。

(1) 身体检查:①全面的体格检查,包括心肺功能等重要脏器的评估。②血液检查,如血常规、凝血功能、肝肾功能、血糖等,以了解身体的基本状况。③影像学检查,如膝关节 X 线、计算机体层扫描(computed tomography, CT)、磁共振成像(magnetic resonance imaging, MRI)等,明确膝关节病变的具体情况。

(2) 疾病控制:①若患者有高血压、糖尿病等慢性疾病,需将血压、血糖等控制在合理范围内。②治疗其他感染性疾病,确保身体处于相对健康的状态。

（3）心理准备:患者需要充分了解手术的过程、风险、预期效果等,做好心理上的接受和准备。

（4）停止相关药物:如抗凝药等,可能需要根据具体情况在术前一段时间停用。

（5）术前康复训练:学习一些术后康复的方法和动作,如股四头肌收缩训练等。

（6）术前准备物品:如拐杖等辅助行走工具。

（7）营养评估:保证足够的营养摄入,以增强身体的抵抗力和恢复能力。

患者会被安排进行一系列的检查,如心电图检查心脏功能,抽血检测各项指标是否正常;高血压患者需积极调整降压药物使血压平稳。患者应与医生进行充分沟通,消除对手术的恐惧和疑虑;术前几天就开始练习肌肉收缩动作,为术后康复打下基础。通过这些细致的准备和评估,能最大限度地确保手术的安全和顺利进行。

住院与手术

15 住院之前患者及其家属需要做哪些准备？

在人工膝关节置换手术住院之前，患者和家属可以做以下准备。

（1）患者方面：①提前安排好工作和生活事务，以便安心住院治疗；②按照医生的要求进行术前的锻炼，如增强腿部肌肉力量；③准备宽松舒适的衣物，方便术后穿着；④保持良好的心态，积极面对手术。

（2）家属方面：①了解手术的大致流程和术后护理要点，以便更好地协助患者。通常入院前须知和入院后的手术宣教都会对住院和手术流程进行详细解释。②安排好时间，确保在住院期间能有足够的时间陪伴和照顾患者。可在入院前和手术团队进行沟通，确认住院、手术日期，以及预计的住院时间，以方便时间安排。③准备一些患者可能需要的生活用品，如洗漱用品、餐具等。术后多数患者在短期内需要使用辅助器具，如拐杖或助行器（图8），进行下地活动。多数患者还需要准备预防血栓的梯度压力弹力袜，可在咨询医生后进行相应准备。④整理住院需要携带的证件，如医保卡、身份证等。⑤提前了解医院周边的环境，如餐饮、购物等场所，以备不时之需。

患者应在术前一段时间每天进行简单的抬腿练习。家人应提前向医生咨询相关问题，做好笔记；提前把患者的日常用品整理好放入一个袋子中，随时可以拎走；把需要的证件找出来放好，避免遗漏。做好这些准备工作，能让住院过程更加顺利和有序。

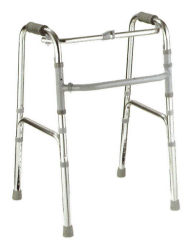

图 8　助行器

16 哪些疾病会影响人工膝关节置换手术？患者需要怎么做？

以下一些疾病可能会影响人工膝关节置换手术。

（1）严重的心脑血管疾病：如未控制好的严重高血压、不稳定型心绞痛、近期有心肌梗死等，可能增加手术风险。

（2）严重的呼吸系统疾病：如严重的慢性阻塞性肺疾病、呼吸衰竭等，可能影响术后呼吸功能恢复。

（3）糖尿病控制不佳：血糖过高或波动大，可能影响伤口愈合和增加感染风险。

（4）凝血功能障碍：会导致手术中及术后出血风险增大。

（5）未控制的感染：身体其他部位存在活动性感染，可能导致术后感染扩散。

如果存在这些疾病，患者需要做的有：①心脑血管疾病患者要严格遵医嘱用药，控制和稳定病情，定期复查并与医生充分沟通。②糖尿病患者要积极调整降糖方案，监测血糖，手术前一段时间将血糖控制在理想范围。③呼吸系统疾病患者应进行呼吸功能锻炼，如深呼吸、有效咳嗽等，必要时可进行呼吸康复训练。④凝血功能障碍患者需去血液内科就诊，配合医生查找原因并进行纠正。⑤感染患者要先积极治疗感染，待感染完全控制后再考虑手术。

总之，要与医生密切配合，及时告知医生身体状况和疾病史，以便医生做出准确的评估和制定合理的治疗方案。

17 术前膝关节疾病的严重程度对手术效果有多大影响？

术前膝关节疾病的严重程度对手术效果有着较为显著的影响。

如果术前膝关节损伤较轻，关节周围的肌肉、韧带等组织状况相对较好，那么手术效果通常会更理想，假体的安装会更加顺利，术后的恢复也往往较快，患者能够在较短的时间内获得较好的膝关节功能，疼痛明显减轻，活动范围增大，生活质量得到显著提高。

相反，如果术前膝关节损伤严重，如关节软骨严重磨损、关节畸形明显、韧带严重受损或肌肉萎缩严重等，手术的难度会增加，可能需要更复杂的手术方案和更长的手术时间，术后恢复也会面临更多挑战。术后可能出现疼痛缓解不彻底、活动范围受限、假体松动等风险，影响手术的整体效果。

例如，一位患者术前只是轻度的膝关节磨损，关节结构基本正常，手术后很快就能恢复正常行走和轻度运动，疼痛几乎消失。而另一位患者术前膝关节严重畸形,周围肌肉萎缩,手术后虽然疼痛有所减轻,但活动范围仍受到一定限制,需要更长时间的康复训练来改善功能。再例如,有的患者术前韧带损伤严重,术后可能会因为韧带的功能不佳,导致膝关节稳定性不够,影响日常活动。

18 患者有一些日常应用的药物,术前需要停药吗?

有些日常应用的药物在人工膝关节置换术前可能需要停药,具体如下。

(1)抗血小板药物:如阿司匹林等,如果手术出血风险较高,可能需要在术前1周左右停药。

(2)抗凝药物:华法林等,通常需要在术前数天停药,改用其他短效抗凝剂过渡,术后再恢复使用。

(3)某些降压药:如利血平等,长期服用利血平的患者在手术中可能出现低血压难以纠正、对麻醉药的心血管抑制作用更敏感等情况,增加手术风险。还有一些利尿剂,如氢氯噻嗪等,可能导致血钾降低,增加手术风险。一般情况下,医生可能建议更换降压药以保证手术和麻醉的安全。

但也并非所有药物都要停,如大部分控制慢性疾病稳定的药物,如稳定血压、血糖的药物,一般不需要停药,反而要继续使用以维持病情稳定。具体是否停药以及何时停药,需要严格遵循医生的指导,因为医生会根据患者的具体情况,如手术类型、基础疾病、用药情况等进行综合评估和决策。不要自行随意停药或更改药物使用,以免带来不良后果。因此,在手术住院前,患者应该和手术医生进行充分的沟通,告知医生自己的用药情况,以便手术可以安全地开展。

19 住院时哪些关键信息患者要主动告诉医生？

准备做人工膝关节置换手术住院时，应主动告诉医生以下一些关键信息：

（1）既往病史：包括是否有心脏病、高血压、糖尿病、脑血管疾病等慢性疾病，以及疾病的控制情况。

（2）过敏史：包括对药物、食物、其他物质的过敏情况。

（3）手术史：包括但不限于心脑血管手术史，尤其是近半年内的手术情况。

（4）有创治疗史：近期是否有关节腔注射、穿刺、小针刀、针灸等有创治疗史。

（5）服药史：正在服用的所有药物，包括处方药、非处方药、保健品等。

（6）家族病史：家族中是否有与关节疾病相关或其他可能影响手术的疾病。

（7）吸烟饮酒史：吸烟量、饮酒频率和量。

（8）近期感染史：身体任何部位近期是否发生过感染。

（9）日常活动水平和习惯：如是否经常运动、运动的类型和强度等，这对评估术后康复很重要。

（10）其他特殊情况：如是否有出血倾向、免疫性疾病等。女性患者要注意告知医生围术期是否会有月经来潮。

例如，患者要明确告知医生自己有多年的高血压病史，目前服用某某降压药，血压控制在多少；曾对青霉素过敏；3个月前做过阑尾炎手术；每天都要服用某种保健品等。主动提供这些关键信息能帮助医生更全面地了解你的身体状况，从而制定更合理的治疗方案。

20 手术的费用大概需要多少?

人工膝关节置换的治疗费用与多种因素相关,通常包括以下几方面。

(1) 手术相关费用:手术费及麻醉费。

(2) 材料费用:人工膝关节假体及骨水泥等耗材的费用。

(3) 检查费用:如术前的血常规、生化检查、影像学检查等,以及术后的复查等费用。

(4) 药品费用:包括术前、术后的用药费用。

(5) 床位费及护理费。

(6) 其他杂费等。

一般情况下,总费用因地区、医院、假体材料等因素而有较大差异。如果使用进口假体或特殊类型的假体,费用可能更高。最终的自负费用也与患者的医保和报销类型有直接关系,不可一概而论。

需要注意的是,随着国家深化医药卫生体制改革相关政策的开展,人工膝关节假体已经在全国范围内实现带量采购。假体费用已较之前极大幅度降低,大多在 5 000~8 000 元之间,并且几乎都纳入医保支付。随着医保政策的不断完善和带量采购的进一步推进,患者的其他自付费用会相应降低。总之,目前人工膝关节置换是普通老百姓都可以承担的一种手术方式。

21 患者可以去外地手术吗？医保可以报销吗？

人工膝关节置换手术通常可以使用异地医保，但具体情况可能因地区政策、医保类型、医保备案情况等因素而有所不同。

一般来说，现在全国大力推进异地就医直接结算工作。患者如果按规定办理了异地就医备案手续，在就医地的定点医疗机构进行人工膝关节置换手术，是可以直接医保结算报销的。但如果没有办理异地医保备案或者不符合相关规定，则可能无法直接结算，需要先自行垫付费用，然后回参保地进行人工报销。

而且，不同地区对于异地医保报销的比例、范围等也可能存在差异。例如，一位参保地在A地的患者到B地进行人工膝关节置换手术，他提前在A地办理了异地就医备案，那么在B地符合条件的医院就可以直接用医保结算费用；但如果他没有备案，就可能面临不能直接结算以及后续报销流程较为繁琐的情况。患者在进行手术前，应详细咨询参保地和就医地的医保部门，了解具体政策和要求。目前多数地区都可在支付宝或者微信小程序（图9）上在线完成医保的异地转诊，患者也可通过电话的方式进行转诊。

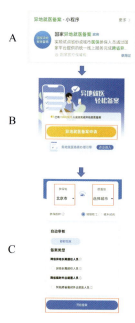

图9 国家异地就医备案流程

A. 微信搜索国家异地就医备案小程序；B. 进行异地就医备案申请；C. 输入个人信息，选择参保地和就医地进行备案。

> **生活案例**
>
> 张大爷是一位偏远地区的退休职工，由于膝关节磨损严重，生活质量受到了极大影响。子女为了让他得到更好的治疗，建议他到外省的大医院进行人工膝关节置换手术。张大爷的子女在国家异地医保备案微信小程序上为张大爷在线办理了异地转诊。张大爷在外省大医院接受了专业的手术治疗。出院时，医保直接结算费用，这让张大爷和他的子女都松了一口气，切实感受到了国家异地就医备案政策带来的便利。

22 手术前需要做哪些检查？

术前通常需要进行以下检查来评估患者是否适合人工膝关节置换手术。

（1）影像学检查

1）X线：可以清晰显示膝关节的骨性结构，如关节间隙狭窄程度、骨赘形成等情况，还可以帮助医生帮助判断关节病变的严重程度和进行术前测量（图10）。

2）CT：能更详细地评估骨结构，对于一些复杂的膝关节畸形有重要意义。

3）MRI：有助于了解膝关节的软骨、半月板、韧带等软组织的情况。

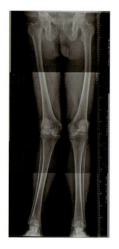

图 10　双下肢 X 线片

（2）血液检查

1）血常规：了解红细胞、白细胞、血小板等情况，评估有无贫血、感染等。

2）凝血功能：判断凝血状态，确保手术安全。

3）肝、肾功能：评估患者的肝、肾功能，以确定能否耐受手术及术后用药。

4）血糖：糖尿病患者需要监测血糖，控制血糖水平。

5）传染病筛查：如乙型肝炎、丙型肝炎、梅毒、艾滋病等。

（3）心电图检查：了解心脏的电生理活动情况，评估心脏功能。

（4）心肺功能评估：通过肺功能检查、心脏超声等评估心肺的储备功能。

（5）其他

1）下肢血管超声：查看下肢血管情况，防止术后出现血管并发症。

2）身体一般状况评估：包括身高、体重、营养状况等。

此外，医生还会对患者进行详细的病史询问、体格检查，综合所有信息来全面评估患者是否适合进行人工膝关节置换手术，以确保手术的安全性和有效性。

23 手术前需要学习和了解哪些康复动作？

以下是手术前患者需要学会的一些康复动作。

（1）深呼吸和咳嗽训练：一般情况下，人工膝关节置换术后会有1～2天的卧床时间，术后半月内卧床的时间也较平时增加很多。对于一些基础情况较差、全身麻醉手术或者出现一些不适合下地活动的并发症患者，卧床时间会长一些。长期卧床可能出现坠积性肺炎等呼吸系统疾病。术前进行深呼吸和咳嗽训练，有助于预防上述并发症（图11）。

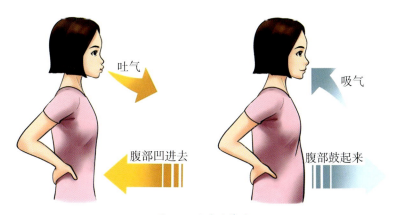

图11 深呼吸练习

吐气时挤压腹部，将肺部气体尽可能呼出；吸气时鼓肚子，尽可能多地吸入空气。

（2）床上平移训练：学会如何在床上平移身体，为术后在床上活动做准备。

（3）体位转换训练：如从仰卧位到侧卧位等的转换方法。经常在床上变换体位，可预防压疮、下肢静脉血栓等术后并发症的发生，有利于术后康复。

（4）借助辅助器具训练：术后由于切口疼痛、患肢肿胀等原因，多数患者需要借助辅助器具，如拐杖或助行器进行活动。术前熟悉这些器具的使用对术后康复有很大帮助。

24 手术当天会经历什么？

手术当天患者在病房等待手术。手术室发出指令后，首先由病房护士进行手术信息的确认和核对。接下来，由病房护士和手术室工作人员进行患者的交接，患者由手术室工作人员转运至手术室。在手术室，患者通常会经历以下过程：

（1）术前准备：①医护人员会核对患者的身份信息、手术部位等，确保准确无误；②患者会被安置在手术台上，根据需要调整合适的体位；③建立静脉通道，以便术中输液、给药。

（2）麻醉过程：①麻醉医生会根据手术类型和患者情况选择合适的麻醉方式，如全身麻醉、椎管内麻醉、局部麻醉等；②实施麻醉后，密切监测患者的生命体征，确保麻醉安全有效。

（3）手术操作：①手术团队会按照预定方案进行手术，包括切开、置换、止血、缝合等步骤；②手术过程中医护人员会持续监测患者状态，包括心率、血压、血氧饱和度等。

（4）术后处理：①手术结束后，对伤口进行包扎或其他处理；②待患者麻醉苏醒，评估其意识、呼吸等情况；③将患者平稳地送回病房或恢复室,与病房医护人员做好交接。

25 手术通常持续多长时间?

人工膝关节置换术的手术时间通常在1小时左右,但具体时间可能会因多种因素而有所不同。一些可能影响手术时间的因素包括:

(1)患者的个体情况:如患者膝关节的复杂程度、是否存在严重畸形、既往手术史等。如果膝关节结构复杂、畸形严重,手术操作难度增大,可能会延长手术时间。

(2)医生的经验和技术熟练程度:经验丰富、技术精湛的医生可能在手术操作上更高效,从而相对缩短手术时间。

(3)术中是否出现特殊情况:如出血较多需要仔细止血,或者发现其他意外情况需要额外处理等,这可能会导致手术时间延长。

例如,一位初次进行人工膝关节置换且膝关节状况相对简单的患者,手术可能在1个多小时就完成;而对于一位膝关节严重畸形且有既往手术史的患者,手术可能需要近2小时。需要注意的是,手术时间并不是衡量手术效果的唯一标准,关键还在于手术的质量和术后的康复效果。

26 手术过程中家属可以陪伴在患者身边吗?

通常情况下,人工膝关节置换手术时家属不可以进入手术室陪伴在患者身边。这主要是出于以下几方面原因:

(1)保证无菌环境:手术室需要严格的无菌条件,以减少感染风险。所有进入手术室的人员都必须进行严格的无菌操作培训。同时,进入手术室的人员数量和频次也有严格的规定。人工膝关节置换术是无菌要求最高的手术之一,手术必须在空气洁净度最高的百级层流室中进行。家属进入可能会带入外界的细菌、灰尘等,增加感染概率,影响手术安全。

(2)避免干扰手术:手术过程需要医护人员高度集中精力,家属在旁可能会因紧张等情绪发出声音或有其他举动,从而对手术团队造成干扰。

(3)保护家属心理:手术场景较为血腥和复杂,可能会对家属造成较大的心理冲击和不良影响。

然而,在一些特殊情况下,例如对于非常紧张焦虑、情绪极不稳定的患者,经过医院评估和特殊安排,可能会允许家属在手术开始前的短暂时间内陪伴患者并进行安抚,但这是极少数的情况,且有严格的限制和流程。

总之,为了确保手术的顺利进行和患者的安全,一般不允许家属进入手术室全程陪伴。医院会通过其他方式,如手术前后与家属及时沟通等,来缓解家属的担忧。

27 手术前需要插导尿管吗?

手术前留置导尿与否视具体情况而定。

插导尿管的主要目的包括:

(1)准确监测尿量:手术中及术后可以通过观察尿量来及时了解患者的肾脏功能和循环状况。对于一些预计手术时间较长或基础情况较差的患者,术中留置尿管可为患者提供更好的安全保障。

（2）避免尿潴留：由于手术时间较长以及麻醉的影响，患者可能在术后短时间内难以自主排尿，插导尿管可防止尿潴留的发生。对于一些有前列腺增生的老年男性，术后发生尿潴留的可能性大，一般建议术前留置导尿。然而，在一些特殊情况下，如患者病情相对简单、手术预计时间较短且患者术前排尿功能良好等，经过综合评估，也可能不插导尿管。

例如，对于身体状况较好、平素排尿正常且手术较为顺利、时间较短的患者，医生可能根据具体情况选择暂不插导尿管；但如果是复杂的膝关节置换手术，或者患者本身存在某些可能影响排尿的因素，如前列腺增生等，通常就会插导尿管。具体是否需要插导尿管，医生会根据患者个体情况进行权衡和决定。

28 手术一般采用哪种麻醉方式？

人工膝关节置换术通常可采用以下几种麻醉方式：

（1）全身麻醉：通过静脉或吸入给予全身麻醉药物，使患者意识丧失，在整个手术过程中处于无意识状态。

（2）椎管内麻醉：即通常所说的半身麻醉，主要包括：①硬膜外麻醉，将局麻药注入硬膜外腔，使手术区域及下肢产生麻醉效果；②蛛网膜下腔麻醉，将局麻药注入蛛网膜下腔，起效较快。

（3）神经阻滞麻醉：如股神经阻滞、坐骨神经阻滞等，通常与其他麻醉方式联合应用，精准地对下肢特定神经进行阻滞以达到麻醉效果。椎管内麻醉联合神经阻滞麻醉，可以在术后较长时间内起到镇痛的作用。

具体采用哪种麻醉方式，需要麻醉医生根据患者的身体状况（如是否合并严重心肺疾病等）、手术特点、患者意愿等多方面因素进行综合评估和选择。例如,对于身体状况较好、能较好配合的患者,可能选择椎管内麻醉;而对于合并某些严重疾病、不适合椎管内麻醉的患者,可能更多采用全身麻醉。有时也会采用多种麻醉方式联合,以达到最佳的麻醉效果和最小的不良反应。

29 听说全身麻醉会影响大脑功能,这是真的吗?

全身麻醉是否会对大脑功能产生长期明显的影响存在一定争议,但目前并没有确凿的证据表明全身麻醉必然会导致严重且持久的大脑功能损害。

在正常情况下,经过严格评估和合理应用全身麻醉,一般是安全的。一些研究表明,在特定人群中,如儿童、老年人或本身存在认知功能障碍风险的人群,可能在全身麻醉后短期内出现一定程度的认知功能变化,如注意力不集中、记忆力减退等,但这种影响往往是暂时的,可以逐渐恢复。

然而,全身麻醉过程中如果出现严重的并发症,如严重的低血压、缺氧等情况,可能会对大脑产生一定的不良影响。

需要强调的是,不能因过分担心全身麻醉对大脑功能的潜在影响而拒绝必要的手术和全身麻醉。医生在术前会对患者进行全面评估,权衡手术的必要性和风险,选择最合适的麻醉方案。并且,麻醉技术和药物也在不断发展和改进,以提高安全性和减少潜在风险。

例如,对于一个健康的成年人进行常规的手术,在规范的全身麻醉操作下,发生严重影响大脑功能的概率是极低的;而对于一个本身就存在脑血管疾病等风险因素的患者,医生会更加谨慎地评估全身麻醉的风险,并采取相应的预防措施。

30 椎管内麻醉后会出现腰痛吗?

椎管内麻醉后部分患者可能会出现腰痛,但并不是普遍现象。

椎管内麻醉时需要通过穿刺针穿过腰椎间隙,可能会对局部的韧带、肌肉等组织造成一定程度的刺激和轻微损伤,这是导致术后腰痛的一个可能原因。不过,这种椎管内麻醉通常比较轻微,经过一段时间的休息、理疗等都可逐渐缓解。

但有时如果穿刺过程不顺利、多次穿刺,或者患者术后过早进行腰部的剧烈活动等,可能增加腰痛的发生概率或加重腰痛程度。

值得注意的是,也有一些其他因素可能导致术后腰痛,不一定完全归咎于椎管内麻醉,如患者本身存在腰椎疾病,又或者术后患者长时间保持一个体位等。

例如,有些患者在椎管内麻醉后可能仅感觉到腰部有轻微的酸胀感,几天后就自行消失了;而少数患者可能会出现较明显的腰痛,持续数周甚至更久,这时就需要进一步评估和处理,如进行物理治疗、药物治疗等。

31 术前需要禁水、禁食吗?如果患者饿了或者有糖尿病,该怎么办?

术前通常需要禁水、禁食。这是因为在麻醉状态下,胃内如果有食物和水,容易发生呕吐和误吸,可能导致严重的呼吸道问题,甚至危及生命。不同食物术前禁食的时间见图 12。具体禁食时间应严格按照医嘱执行。

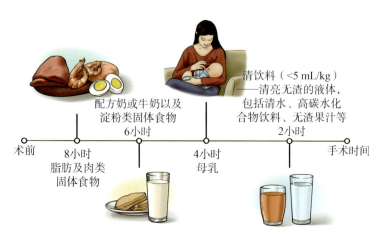

图 12 不同食物的禁食时间

如果患者饿了或者有糖尿病,具体处理包括:①术前通常会有静脉液体补充,以提供手术当天的能量并减少患者的饥饿感。②对于糖尿病患者,需要提前与医生沟通,医生一般会根据手术时间和患者血糖情况来调整降糖方案。例如,可能会临时改为胰岛素控制血糖,或者调整胰岛素的剂量等,以避免血糖过高或过低。同时,医生也会密切监测患者的血糖变化。

如果是上午的手术,糖尿病患者可能在前一天晚上就需要减少降糖药的用量或停用,改为注射短效胰岛素来控制血糖;如果手术时间较长,术中可能还需要持续监测血糖并根据情况补充葡萄糖等。总之,具体的处理方式需要严格遵循医生的专业指导和安排。

例如,一位患糖尿病多年的 70 岁男性患者,准备进行人工膝关节置换术。术前,医生根据他平时的血糖控制情况和用药,调整降糖药物的剂量,并在术前密切监测血糖,防止出现低血糖的情况。同时,给患者静脉输注适量的生理盐水,以维持身体的基本需求。

> **生活案例**
>
> 王阿姨今年65岁，患糖尿病多年，平时口服降糖药物控制血糖，餐后血糖稳定。王阿姨因为膝关节重度骨关节炎住院准备行人工膝关节置换手术。术前监测餐后血糖均在正常范围内。手术当天王阿姨遵循医嘱禁水、禁食，并停用了降糖药物，医生根据王阿姨的血糖水平对王阿姨进行了静脉补液，在维持血糖平稳的情况下，保证了能量供应，减少了饥饿感。术后6小时，王阿姨麻醉复苏顺利，恢复了之前的降糖方案和饮食。

32 手术当天哪些药物能吃？哪些不能吃？

（1）通常可以服用的药物

1）一些控制基础疾病且对手术和麻醉影响较小的药物，如常用的降压药（如氨氯地平、硝苯地平等），经医生评估并允许后用少量水送服。

2）如果患者有甲状腺功能减退，手术当天是否需要服用甲状腺素，这需要根据具体情况来判断。一般来说，如果患者长期规律服用甲状腺素且病情稳定，通常医生会建议在手术当天早上用少量水送服药物，以维持甲状腺功能的稳定。但如果患者的甲状腺功能近期波动较大，或者手术较为复杂、对身体影响较大，医生可能根据综合评估来决定是否暂停服用一次，之后再根据术后情况及时调整用药方案。

(2) 通常不能服用的药物

1) 抗凝药(如华法林等):可能增加手术出血风险,一般需要术前一段时间停用。不同的抗凝药物,术前停用的时间不同,术前需和医生进行沟通。

2) 抗血小板药物(如阿司匹林等):同理,也多需停用。

3) 降糖药物:绝大多数进行人工膝关节置换的患者,术前和术后需要禁水、禁食,手术当天继续使用降糖药物可能会导致低血糖,需停用。

4) 某些影响麻醉效果或可能导致不良反应的药物。

具体情况需严格遵循麻醉医生和手术医生的个体化建议。他们会综合考虑手术的紧迫性、患者的病情以及药物的特性等因素来做出准确判断。例如,对于一个血压控制不佳的患者,医生会允许服用平时常规使用的降压药;而对于一个近期使用抗凝药且手术出血风险较高的患者,医生会要求其停用抗凝药,并采取其他替代措施来保障安全。

33 人工膝关节置换术后需要放置引流管吗？放多久？

人工膝关节置换术后是否需要放置引流管以及放置的时间,主要由以下因素决定:

(1) 手术团队理念:人工膝关节置换手术属于四级手术,手术出血量较大,放置引流管可以有效减少术后关节腔内积血、积液,降低感染、血肿等并发症的发生风险。基于上述理念,有的医生倾向于术后放置引流管。随着国内加速康复外科(enhanced recovery after surgery, ERAS)的快速发展,有的医生认为术后不放置引流管,可以减少创伤,促进患者尽早下地活动,减少下肢静脉血栓的发生率。

(2)患者因素:部分患者凝血功能异常或者术中出血较多,放置引流管可以有效地减少术后关节腔积血、积液,促进患者恢复。如果术中术野干净、出血较少,也可不放置引流管。

引流管的放置时间通常为1~3天。如果引流量逐渐减少,颜色变浅,通常医生会考虑拔除引流管。但如果引流量持续较多、存在异常情况或者患者出现特殊问题,可能会适当延长放置时间。

例如,有的患者术后第1天引流量就很少,可能当天就可以拔除;而有的患者可能术后2~3天引流量才符合拔除标准。具体的情况需要手术医生根据患者的实际术后恢复情况来综合判断和决定。

34 手术切口有多大?切口会留瘢痕吗?

人工膝关节置换手术的切口大小会因手术方式、医生的技术和经验等因素而有所不同。人工膝关节置换术需要对髌骨、胫骨及股骨的表面进行彻底清理,同时需要放置安装人工膝关节假体,因此手术切口相对较大,一般在10厘米以上。

至于切口是否会留瘢痕,通常情况下,手术切口愈合后会留下瘢痕。但瘢痕的明显程度因人而异,与个人的体质(如是否是瘢痕体质)、术后护理以及伤口愈合情况等都有关系。如果不是瘢痕体质,且术后护理得当,伤口愈合良好,瘢痕可能相对不太明显,但完全没有瘢痕是不太可能的。随着医学的进步和发展,现在也有越来越多的可吸收缝合线和切口闭合器可供选择,可在一定程度上减少术后瘢痕的产生。

例如，有些患者可能术后瘢痕只是一条淡淡的细线，而有些瘢痕体质的患者可能会出现增生性瘢痕，较为突出和明显。术后可以通过一些措施如保持切口清洁、使用瘢痕祛除药品等尽量减轻瘢痕的影响。

35 术后需要拆线吗？多久拆线？

人工膝关节置换术后是否需要拆线以及拆线的时间也存在一定差异。

在过去较为传统的做法中，多数情况下是需要拆线的，通常在术后14~21天拆线；如果术后切口愈合不良，拆线时间可能会随之延长。还有一些医院使用皮肤钉进行皮肤缝合，术后需要进行皮肤钉的拆除，皮肤钉的固定时间一般在14天左右。

随着技术的进步和手术缝合材料的改进，现在很多手术团队采用了皮内缝合，这种缝合方式术后产生的瘢痕较小，且不需要拆线，使用的可吸收缝线会在一段时间后自行吸收。

例如，有些医院可能常规采用可吸收缝线进行缝合，患者就不需要专门拆线了；而有些医院可能仍会使用需要拆线的缝线。具体是否需要拆线以及拆线时间，要根据手术时的具体情况和医生的安排来确定。患者在术后应遵医嘱进行护理和随访，以了解关于切口处理的具体要求。可吸收缝线有一定的排异反应，有些患者可能出现切口的渗水、渗液，需及时复诊处理。

36 手术后需要在床上躺很久吗？多久可以下地活动？

一般情况下，人工膝关节置换术后不需要在床上躺很久。通常，术后 1~3 天，如果患者身体状况允许，就可以在医生或康复治疗师的指导和帮助下，借助辅助器具（如助行器）尝试下地活动。但开始时活动时间不宜过长，要循序渐进。在加速康复外科理念的影响下，有些医院或手术团队会鼓励和指导患者在麻醉过后即下地活动。

当然，具体下地活动的时间还会受到患者整体健康状况、手术情况等因素的影响。有些身体较为虚弱的患者可能会适当延迟下地时间，而一些恢复较好的患者下地会相对早一些。

例如，部分患者术后第 2 天就能短时间下地站立和缓慢行走几步；而有的患者同时进行了膝关节韧带的修复，下地活动的时间可能相应延长。早期下地活动有助于预防下肢深静脉血栓形成、促进关节功能恢复等，但一定要在专业人员的指导下进行，以确保安全和康复效果。随着恢复的进展，患者可以逐渐增加下地活动的时间和强度。

37 术后多久可以洗澡？

人工膝关节置换术后洗澡的时间通常需要根据伤口愈合情况来决定。

一般来说，在伤口拆线且愈合良好后，通常是术后 2 周左右就可以洗澡了。但如果伤口愈合较慢，出现红肿、渗出等异常情况，洗澡时间则需要进一步推迟。

但即使可以洗澡了，刚开始时也要注意保护伤口，避免过度搓洗、浸泡伤口部位，最好采用淋浴的方式，并且洗完后要及时擦干伤口周围。

例如，有些患者术后 2 周伤口愈合得非常好，就可以正常洗澡了；而有些患者因为个人体质等原因，伤口愈合稍慢，可能要术后 3 周甚至更久才能洗澡。在术后恢复过程中，患者应密切关注伤口变化，如有疑问应及时咨询医生，以确定合适的洗澡时间。

38 患者住院期间需要家属 24 小时陪护吗？需要陪护多久？

人工膝关节置换住院期间是否需要家属 24 小时陪护，因人而异。

在术后早期，患者可能行动较为不便，需要协助才能进行一些基本的生活护理，如起身、上厕所等，这时家属的陪护是有帮助的。但医院通常也有医护人员提供专业的护理和照顾。

关于需要陪护的具体时间，一般在术后 1～3 天需要相对较多的陪护，随着患者逐渐恢复自理能力，陪护的需求会减少。住院期间可能需要家人不定时的陪护，但不一定需要 24 小时持续陪护。

例如，手术当天和术后第 1 天可能需要家属较多的协助，之后患者能自己完成一些简单动作时，家属可以在白天多陪伴，晚上不一定需要全程守在医院。然而，具体情况还应根据患者的身体状况、恢复情况以及个人对陪护的需求来综合确定。如果患者身体较为虚弱或存在特殊情况，可能需要家属更长时间和更全面的陪护。

39 手术后的恢复期是多久?

人工膝关节置换手术后的恢复期因人而异,但一般来说需要1~3个月。

在术后初期,主要是伤口愈合和基本功能的初步恢复,患者逐渐适应下地行走等活动。一般来说,术后1~3天,患者可在助行器辅助下进行下地活动。术后2周,切口愈合后,关节疼痛进一步减轻,患者可逐渐脱离助行器行走,但是行走时间不宜过长。

之后,通过持续的康复训练,关节活动度进一步改善,肌肉力量逐渐增强,一般在1个月左右能取得较为明显的恢复效果,可以基本恢复日常生活活动。

然而,要达到完全的功能恢复和最佳状态,可能需要3个月甚至更长时间。在这期间,患者需要坚持康复锻炼,同时注意保护关节。

例如,有的患者身体状况较好,积极配合康复,可能在1个月左右就能恢复得很不错;而有的患者可能由于年龄较大、基础疾病等因素,恢复过程会相对缓慢,需要更长时间来达到较为理想的恢复程度。需要注意的是,在整个恢复期内,患者都要遵循医生的指导进行康复和护理,以确保获得良好的恢复效果。

40 手术后需要如何休息和保持体位?

人工膝关节置换术后休息和保持体位需要注意以下几点:
(1)休息:保证充足的睡眠,让身体有足够的时间来恢复。多数患者进入病房等陌生环境,可能会因为焦虑、紧张等情绪而导致入睡困难。术后患者可能会因为疼痛等原因导致失眠,可通过服用一些安眠类药物作睡眠辅助。正常人群短时间使用安眠类药物是安全的,也不会出现药物依赖。

(2)体位

1)术后早期的体位和麻醉方式有关。一般来说,全身麻醉的患者,术后意识完全清醒、生命体征平稳、四肢肌力基本恢复,就可尝试坐起。而椎管内麻醉的患者,术后通常需要保持6小时左右的平卧位。平卧时,可在患侧小腿下方放置软枕以抬高患肢,减少患肢的术后肿胀(图13)。

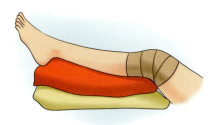

图 13 平躺时的体位(小腿抬高)

2)麻醉清醒后,可采用侧卧位,可在两腿之间放置厚枕,避免膝关节受压(图14)。

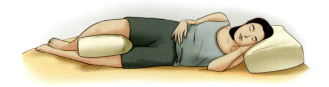

图 14 侧卧位时的体位(两腿间夹厚枕)

3）卧床期间，避免长时间保持一个姿势，可适当变换体位，但要注意动作轻柔，避免牵拉伤口。

4）如术中放置了引流管，在变换体位时，需注意避免牵扯引流管。

例如，患者在术后回到病房后，应先平躺休息，腿间放置梯形枕；当需要翻身侧卧时，要小心地放置枕头隔在双腿间。随着恢复的进展，可以逐渐尝试一些更舒适的体位，但始终要注意保护手术侧的膝关节，避免不当姿势影响恢复。同时，康复过程中也要听从医生和康复师的具体指导，根据个人情况进行调整。

41 手术后的伤口护理有哪些注意事项？

人工膝关节置换术后伤口护理的注意事项主要包括以下几点：

（1）保持清洁：通常情况下，术后 2 周，切口表面需要覆盖无菌敷料。患者需定期更换伤口敷料，也就是俗称的"换药"，避免伤口沾水，防止感染。

（2）观察伤口：①拆线前，密切观察伤口有无渗血、渗液、红肿、发热等异常情况，若有，应及时告知医生，按医嘱来门诊换药。②建议患者术后在专业的医疗机构或由专业的医护人员上门进行换药。一方面，人工膝关节置换术后伤口感染可能引起较严重的并发症，自行换药很难做到严格无菌操作。另一方面，患者和家属通常无法在换药时判断伤口是否存在感染迹象。

（3）避免牵拉：活动时要小心，避免过度伸展或扭曲膝关节而牵拉伤口。

（4）遵医嘱用药：通常情况下，人工膝关节置换术后不需要口服抗生素预防感染。如果伤口有感染倾向或者诊断为感染,需按医生要求使用抗生素等药物进行预防或治疗。切勿滥用抗生素。

例如,患者要注意伤口处不能被水打湿,若不小心弄湿了敷料,则要及时更换;每天查看伤口及表面敷料,若发现伤口周围发红或有液体渗出,须马上告知医护人员;在进行康复锻炼时要注意动作的幅度,不能因动作不当导致伤口撕裂等。总之,伤口护理对于术后恢复至关重要,患者和家属要严格按照医护人员的指导进行操作。

42 麻醉过了以后会很痛吗?有哪些药物或方法可以减轻疼痛?

人工膝关节置换术后麻醉过了以后,患者通常会感到一定程度的疼痛,但疼痛的程度因人而异。有助于减轻疼痛的药物和方法主要有以下几种:

(1)药物

1)非甾体抗炎药:如塞来昔布、艾瑞昔布等,有较好的镇痛效果。通常有静脉用药和口服两种。

2)阿片类药物:在应用非甾体抗炎镇痛药物后,如仍感觉疼痛无法耐受,可使用阿片类药物进行镇痛,如吗啡、芬太尼等,但可能有一定的不良反应。

(2)冷敷:可以帮助减轻肿胀和疼痛。

(3)多模式镇痛:综合运用不同作用机制的镇痛药物和方法,提高镇痛效果,减少单一药物的用量和不良反应。

(4)分散注意力:通过听音乐、看电视等方式适当分散患者对疼痛的注意力。

例如,术后医生会根据患者的疼痛情况进行阶梯性镇痛,通常首选非甾体抗炎药来缓解轻中度疼痛,必要时联合阿片类药物。同时,护理人员可能会给予患者冰袋进行冷敷。患者也可以通过自己喜欢的娱乐活动来缓解疼痛带来的不适。需要注意的是,使用药物减轻疼痛时要严格遵循医嘱,确保用药安全。

43 镇痛泵是什么?

镇痛泵是一种液体输注装置,它可以持续或间断地将镇痛药注入患者体内,以达到持续镇痛的效果。镇痛泵中的药物通常包括以下几种:

(1)阿片类药物:如吗啡、芬太尼等,具有较强的镇痛作用。

(2)局部麻醉药:如罗哌卡因等,可以阻断神经传导,减轻疼痛。

有时也可能联合使用一些其他辅助药物来增强镇痛效果或减少不良反应,如一些止吐药等。

需要注意的是,具体使用的药物种类和剂量会根据患者的个体情况、手术类型等因素进行调整和优化,以确保镇痛效果的同时尽量减少不良反应的发生。

44 术后需要使用镇痛泵吗?

对于人工膝关节置换术后是否需要使用镇痛泵,需要综合多方面因素考虑。一些情况下是推荐使用的,因为它可以在术后早期提供较好的镇痛效果,有利于患者更早地进行康复锻炼,减少疼痛对身体和心理的不良影响。然而，也并非所有患者都一定要使用，医生会根据患者的具体情况，如疼痛耐受程度、基础健康状况等进行评估和决定。

例如，如果患者对疼痛较为敏感，或者预计术后疼痛可能较为剧烈，使用镇痛泵有助于更好地控制疼痛。但如果患者有一些特殊的健康问题，使用镇痛泵可能存在一定风险，医生则会谨慎考虑或选择其他镇痛方法。另外，有些医疗单位的镇痛泵可能属于自费项目，是否使用也需要征求患者及家属意见。

45 术后可能会出现哪些不适？如何处理？

人工膝关节置换术后可能出现以下不适及其处理方法。

（1）疼痛：这是常见的不适。术后疼痛的程度和持续时间因人而异。一般医生会根据患者具体情况制定阶梯性镇痛方案。可遵医嘱使用镇痛类药物，如塞来昔布胶囊、艾瑞昔布胶囊或者双氯芬酸钠控释片等。

（2）肿胀：术后一段时间下肢可能出现肿胀。可抬高患肢促进血液回流，适当进行踝泵运动等。临床上也可使用一些药物进行对症治疗，如地奥司明或者迈之灵等。

（3）发热：一般为术后吸收热，可能会持续1~3天，体温不超过38℃时可通过多饮水、冷敷等处理；若有高热或伴有其他异常症状，需及时告知医生。

（4）恶心、呕吐：可能与服用镇痛药物等有关，须及时停用，改为其他方式的镇痛药。另外，可调整饮食，少量多餐。遵医嘱用药。

（5）关节僵硬感：早期可通过积极的康复训练来改善。

（6）伤口渗液：少量渗液可观察，保持伤口清洁；若渗液较多或有异常，应及时联系医生处理。

（7）下肢麻木、无力：可能与术中神经牵拉等有关。可先观察，若持续不缓解或加重，需告知医生进一步检查。

例如，当出现疼痛时，按照医生指导定时服用药物；对于肿胀，除了抬高腿，还可以在医生允许下进行一些温和的肌肉收缩运动。如果出现发热，应密切关注体温变化，同时观察有无其他伴随症状。总之，出现不适时要及时与医护人员沟通，以便采取正确的处理措施。

46 术后多久可以饮食？

一般来说，人工膝关节置换术后，患者在麻醉苏醒后，如无恶心、呕吐等特殊情况，通常在术后4～6小时就可以开始少量进食。

一开始可以先尝试饮用一些温水，如果没有不适，就可以逐渐进食一些清淡、易消化的食物，如米粥、软烂的面条等。随着身体的恢复，在术后1～2天可逐渐恢复正常饮食，但仍需注意避免进食过于油腻、辛辣、刺激性食物。

需要注意的是，具体的饮食时间还需根据患者的个体情况以及手术情况，由医生进行具体的评估和指导。如果患者术后出现了较为严重的胃肠道不适等特殊情况，饮食时间可能会相应延迟。

47 术后饮食需要注意什么？

人工膝关节置换术后的饮食需要注意以下一些问题。

(1) 增加蛋白质摄入：有助于伤口愈合和身体恢复，可多吃瘦肉、鱼类、蛋类、豆类等富含优质蛋白质的食物。

(2) 保证足够的钙质：利于骨骼健康，如牛奶、豆制品、虾等。

(3) 多吃新鲜的水果、蔬菜：提供丰富的维生素和矿物质，促进新陈代谢，如橙子、苹果、菠菜等。

(4) 控制高热量食物：避免过多食用油炸食品、甜品等，以免引起体重增加，增加关节负担。

(5) 适量饮水：保持身体水分平衡，促进代谢废物排出。

(6) 避免刺激性食物：如辛辣食物、咖啡、酒精等，以免影响伤口恢复或引起不适。

例如，早餐可以选择一杯牛奶、一个鸡蛋和一些水果；午餐和晚餐可以选择适量的肉类、蔬菜和主食。同时，要注意饮食的均衡和多样化，不要过度进补或养成不良的饮食习惯。患者应根据自身的恢复情况和身体反应，合理调整饮食。如果同时患有糖尿病、高血压、高血脂或痛风等疾病，患者应同时根据合并症的饮食要求进行调整。

48 手术后需要观察哪些指标？

人工膝关节置换术后通常需要通过监护仪进行一段时间的监护，主要观察以下重要指标。

(1) 体温：监测是否有发热，有助于及时发现感染等异常情况。有些患者会出现术中低体温，术后需要加强保暖。

(2) 脉搏：脉搏的频率和节律在一定程度上反映心脏的工作状态。异常的脉搏可能提示心脏出现问题，如心律失常等。它与血压等指标相结合，可以帮助判断整体的血液循环情况是否正常。

过快或过慢的脉搏可能是某些疾病或并发症的早期信号,有助于及时发现并采取相应措施。

(3)血压:血压可以反映心脏的泵血功能和血管的张力,帮助了解患者术后整体的循环状况是否稳定。血压的异常波动,如过高或过低,可能提示存在出血、心功能异常、血容量不足等情况,以便及时发现潜在风险。根据血压监测结果,可以调整治疗方案,如调整输液速度、使用血管活性药物等,以维持循环的稳定。

(4)血氧饱和度:主要检测指尖血氧饱和度。它能及时反映患者的呼吸功能状态。如果血氧饱和度下降,可能提示肺部出现问题,如通气不足、肺不张等,以便尽早发现和处理呼吸系统的异常情况。血氧饱和度低可能影响身体各个器官的供氧,长期低氧会对器官功能产生不利影响,通过监测可以及时采取措施纠正,避免器官损伤的发生。

(5)其他重要指标

1)伤口情况:包括伤口的外观(有无渗血、渗液、红肿等)、敷料的干燥程度等。

2)患肢情况:如肿胀程度、肤色、温度、感觉、活动度等,可反映血液循环和神经功能等状态。

3)呼吸:观察呼吸频率、深度等,警惕呼吸系统并发症。

4)精神状态:其体现患者整体的恢复情况和舒适度。有些高龄患者术后可能会出现谵妄,具体表现为记忆错乱、胡言乱语、精神亢奋等。一段时间后会自行恢复,也可配合使用一些镇静药物。

例如,术后要定时测量体温、脉搏和血压并做好记录。每天查看伤口,观察是否有异常的渗出或颜色变化。同时要留意患肢的各种表现,若出现明显肿胀、发凉或麻木等异常要及时告知医护人员。密切关注患者的呼吸是否平稳,精神状态是否良好等。通过对这些指标的密切观察,可以及时发现可能出现的问题并采取相应的处理措施,以保障患者术后恢复的顺利进行。

49 手术后何时可以进行康复训练?康复训练的具体内容是什么?

人工膝关节置换术后需要进行以下康复训练(图 15)。

(1) 直腿抬高练习:平躺在床上,伸直下肢缓慢抬高,再缓慢放下,锻炼腿部肌肉力量。

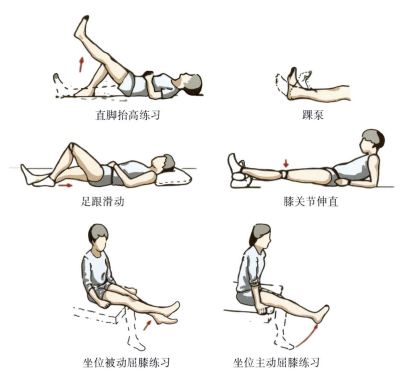

图 15　术后可在医生指导下进行康复训练

(2) 踝泵运动：通过有节奏地屈伸踝关节，促进下肢血液循环，预防血栓形成。

(3) 足跟滑动：平躺在床上，屈膝，足跟贴近床面，前后滑动。

(4) 膝关节伸直：半躺在床上，足跟使用软垫抬高，伸直膝关节。绷紧大腿前方肌肉，保持几秒钟后放松，增强股四头肌力量。

(5) 坐位被动屈膝练习：坐在床边，依靠重力使小腿自然下垂，由医生或康复师协助在可承受范围内逐渐增加膝关节的屈曲程度。

(6) 坐位主动屈膝练习：坐在床边，主动弯曲膝关节。

例如，术后早期就可以开始进行踝泵运动和股四头肌收缩训练；当身体恢复一些后，可以尝试直腿抬高；然后逐渐开展膝关节屈伸训练，从较小的角度开始慢慢增加。随着恢复进展，进行站立、行走以及更复杂的训练项目。但康复训练一定要在医生或康复治疗师的指导下进行，循序渐进，避免过度训练导致损伤。

50 听说关节置换手术在术后及功能锻炼时很痛苦，是真的吗？

人工膝关节置换手术在术后及功能锻炼时确实可能会伴随一定程度的不适和疼痛，但说"很痛苦"有些过于夸大。

在术后早期，由于手术创伤，患者会感觉到伤口疼痛，在进行某些康复动作时，如屈伸膝关节等，也可能产生疼痛。然而，现代医疗有多种方法来减轻这种疼痛，包括合理使用镇痛药物、采用多模式镇痛等。而且，随着时间推移和康复的进展，疼痛通常会逐渐减轻。功能锻炼虽然可能会引起一些不适，但这对于恢复膝关节的功能至关重要。通过积极配合康复治疗，患者能够逐渐适应并取得良好的康复效果。

当然,每个人对疼痛的感受和耐受程度不同,但总体而言,在医护人员的专业指导和精心护理下,大多数患者能够较好地应对术后及功能锻炼过程中的不适,而不应过分夸大其痛苦程度。

51 哪些因素可能影响人工膝关节置换手术的康复效果?

以下是一些可能影响人工膝关节置换手术康复效果的因素:

(1)术前身体状况:患者术前的健康状况,如是否有基础疾病(如糖尿病、心脑血管疾病等)、营养状况、肌肉力量等,良好的身体基础有利于康复。

(2)手术技术:医生的手术操作水平、经验等对手术效果和康复有直接影响,精准的手术能减少并发症。

(3)术后康复锻炼的依从性:患者能否积极、规范地按照要求进行康复训练非常关键,不配合锻炼可能导致关节僵硬等问题。

(4)年龄:一般来说,年轻患者康复能力相对较强,但年龄较大也并不意味着康复效果一定差。

(5)心理状态:积极乐观的心态有助于更好地应对康复过程中的困难,而焦虑、抑郁等不良情绪可能会影响康复进展。

(6)假体选择:合适的假体类型和质量也会对康复产生一定影响。

(7)术后护理:包括伤口护理、饮食管理、并发症的及时发现和处理等。

(8)康复计划的合理性:科学合理的康复计划能更好地指导康复进程。

52 术后需要佩戴支具吗?

人工膝关节置换术后是否需要佩戴支具(图16),要根据具体情况来决定。

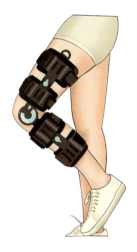

图16 膝关节支具

绝大多数情况下,人工膝关节置换术后患者不用佩戴支具。而在某些情况下,佩戴支具是有必要的,例如:①患者术后早期膝关节稳定性欠佳时,支具可以提供一定的支撑和保护,有助于减少关节脱位等风险。②对于一些康复依从性相对较差或存在特殊情况(如合并其他影响关节稳定的疾病)的患者,支具能起到为膝关节提供支撑,增加关节稳定性,辅助康复和增加安全性的作用。

医生会综合评估患者的具体状况,包括手术情况、身体条件、康复进展等,来决定是否需要为患者佩戴支具以及佩戴的时间和

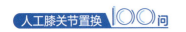

具体类型。患者应严格遵循医生的建议进行相应的处理。

53 手术后需要使用助行器或拐杖吗?

人工膝关节置换术后通常需要使用助行器或拐杖一段时间。

在术后早期,由于膝关节的功能尚未完全恢复,肌肉力量也较弱,使用助行器或拐杖可以提供额外的支撑和平衡,帮助患者更安全地行走,减少摔倒和受伤的风险。

一般来说,术后开始下地活动时就会用到助行器或拐杖。随着康复的进展,患者的膝关节活动度和力量逐渐改善,可能会逐渐减少对助行器或拐杖的依赖。但具体何时可以完全脱离助行器或拐杖,要根据个体的恢复情况而定,通常可能需要数周甚至数月的时间。

术后需要根据医嘱定期复诊。医生会根据患者的具体情况,如手术效果、康复进度、身体平衡能力等,来指导患者正确地使用助行器或拐杖,并确定合适的停用时间。患者应严格按照医生的指导进行康复训练和使用辅助器具,以确保康复过程的安全和有效。

54 如何正确使用助行器或拐杖?

(1)选择合适的助行器和拐杖:高度要适合,一般拐杖顶部与腋窝保持2~3指的距离,手柄应舒适且易于抓握。最好选择可调节高度的助行器,肘关节微曲时手部刚好抓握住助行器的高度比较适宜。

（2）持拐姿势：①用双手握住拐杖手柄，将拐杖置于身体两侧；②身体微微前倾，将体重均匀分布在双脚和拐杖上。

（3）行走步骤：①尽可能地抬高患膝向前迈步，避免拖行下肢，同时移动拐杖/助行器，让患肢和拐杖/助行器同时落地支撑身体；②再迈出健肢，使身体保持平衡。重复这个过程。

（4）上下楼梯：①上楼时，先迈出健肢，再移动患肢和拐杖/助行器；②下楼时，先移动拐杖/助行器和患肢，再迈出健肢。

例如，患者在开始使用拐杖/助行器时，可以先在平地上缓慢行走，熟悉动作和感觉。当需要上下楼梯时，一定要集中注意力，一步一步地小心移动。如果在使用过程中感觉不适或有困难，应及时向医生或康复治疗师咨询，以确保使用方法正确且安全。在辅助行走一段时间后，可逐步脱离拐杖/助行器，恢复正常行走。

55 一般需要住院多久？

人工膝关节置换手术一般需要住院 5 天左右。住院时间受多种因素影响。

（1）医院因素：通常情况下，入院后患者需要进行相关的术前检查，对患者整体情况进行评估。同时，还需要对手术部位进行进一步检查，以个性化制定手术方案。这个过程持续的时间不一。有的医院提供院前检查服务，患者在入院可完成所有的术前检查，术前的住院时间可很大程度上被缩短。术后住院时间因不同医院、不同治疗方案也有所差异。

（2）患者因素：如果患者术后恢复顺利，伤口愈合良好，没有出现明显的并发症，如感染、下肢深静脉血栓等，最快术后第 2 天就可以出院。但如果患者合并有一些基础疾病，或者在术后恢复过程中出现了一些小问题需要进一步观察和处理，住院时间可能会相应延长，达到 2 周甚至更长。

此外，不同医院的管理模式和流程也可能会对住院时间产生一定影响。总之，具体的住院时间要根据患者的个体情况和医院的安排来综合确定。

56 出院时可以选择什么样的交通工具回家？

一般情况下，患者出院前可在助行器或拐杖辅助下行走。在这种情况下，患者可以选择私家车、出租车等多种交通工具回家。如果路途较远，久坐可能导致患肢肿胀疼痛，最好选择空间较大、可平躺或者半躺的私家车，火车则最好选择卧铺。

出院后也可选择飞机作为交通工具。过安检时，体内的金属假体可能引起警报。不过不用担心，向工作人员解释后均会放行。也可在出院前让医生开具诊断证明。

手术风险与并发症

57 人工膝关节置换手术有哪些风险？

人工膝关节置换手术可能存在以下风险：

（1）感染：包括伤口感染、深部感染等，严重感染可能导致手术失败，需要进一步处理。

（2）出血和血肿：手术中及术后可能出现出血较多，形成血肿。

（3）假体松动：随着时间推移，假体可能出现松动，需要再次手术处理，尤其是骨质疏松症患者。

（4）下肢深静脉血栓形成：可引起下肢肿胀、疼痛，严重时可能导致肺栓塞等严重并发症。

（5）关节僵硬：康复不佳可能导致膝关节活动度不理想，出现僵硬。

（6）神经或血管损伤：手术过程中可能意外损伤周围神经或血管。

（7）假体周围骨折：尤其是在术后康复过程中或遭受外力时可能发生。

（8）疼痛持续不缓解或加重：虽然多数疼痛会逐渐减轻，但也可能出现异常情况。

（9）对假体材料过敏：虽然极为罕见，但也可能发生。

（10）其他：如心律失常、心脑血管意外等，尤其对于有基础疾病的患者。

需要注意的是，虽然存在这些风险，但医生会在术前进行详细评估和准备，术中精细操作，术后密切观察和管理，以尽量降低风险的发生率。患者也应与医生充分沟通，了解相关风险和应对措施。

58 如何降低手术后感染的风险?

以下是一些可以降低人工膝关节置换术后近期感染风险的方法。

（1）术前准备：①严格评估患者身体状况，积极治疗基础疾病，如控制血压、血糖等；②术前洗澡、清洁皮肤，必要时术前使用抗菌肥皂沐浴；③术前遵医嘱使用抗生素。

（2）术后护理：①保持伤口清洁干燥，定期换药；②密切观察伤口情况，如有渗液、红肿等异常及时处理；③合理使用抗生素，按照医嘱用药，疗程足够；④加强营养支持，增强患者免疫力；⑤指导患者注意个人卫生，如勤洗手；⑥对患者及家属进行健康教育，让其了解预防感染的重要性和方法；⑦病房管理要规范，减少人员流动，保持环境清洁；⑧控制患者基础疾病，如对于糖尿病患者要严格控制血糖水平。

人工关节置换术后远期，无论是关节周围或者身体其他部位出现感染，都有可能导致人工关节感染。这是因为身体其他部位的感染可能会导致菌血症，细菌可能定植到膝关节，从而引起假体周围感染。因此，术后任何部位出现感染情况，如足癣、肺炎，都应引起重视并及时就医。还有一些有可能引起菌血症的医疗操作，如口腔治疗等，也应引起患者及家属重视，治疗前需告知医生体内有人工关节，必要时可能需要遵医嘱预防性应用抗生素。

59 术后出现什么样的情况提示可能存在感染?

术后出现以下这些情况可能提示存在感染。

（1）持续发热：术后体温长时间不恢复正常，或反复出现高热。

（2）伤口问题：伤口出现红肿、发热、有脓性分泌物，或者伤口长时间不愈合、有渗出液。

（3）疼痛异常：原本逐渐减轻的疼痛突然加重，或者出现持续性、难以忍受的疼痛。

（4）关节肿胀加剧：膝关节肿胀程度较前明显加重且不消退。

（5）活动受限明显：关节活动度突然明显减小，且伴有疼痛。

（6）全身不适：如感到极度疲倦、乏力、食欲缺乏等。

（7）实验室指标异常：如血常规显示白细胞计数和中性粒细胞比例升高，C反应蛋白、血沉等炎性指标显著升高且持续不降。

生活案例

陆先生5天前在医院进行了左侧人工膝关节置换术。术后3天出院回家继续康复。今天早晨起床后突然发现手术侧膝关节皮肤发红，肿胀明显，伤口纱布有明显的渗血。于是，陆先生立刻联系手术医生并及时回医院复诊。医生检查后发现陆先生因为天热出汗太多，导致伤口表面的敷料污染，引起了浅表感染。所幸发现及时，经过换药处理及预防性使用抗生素，陆先生的感染很快被控制了，并最终康复。

60 术后多用一段时间抗生素或者用高级别的抗生素是不是可以降低感染发生率？

人工关节置换术后并非多用一段时间抗生素或者用高级别的抗生素就可以降低感染发生率。

首先，不恰当延长使用抗生素时间并不能有效降低感染风险。在人工关节置换术后，医生通常会根据患者的具体情况给予一定疗程的抗生素以预防感染。但超过合理时间继续使用抗生素，不仅不会进一步降低感染发生率，反而可能增加耐药菌产生的风险，引起肠道菌群失调等不良反应，还可能加重患者的经济负担和身体负担。

其次，盲目使用高级别的抗生素也是不可取的。高级别抗生素一般用于治疗严重的、对常规抗生素耐药的感染。在没有明确感染指征的情况下使用高级别抗生素，一方面可能导致不必要的药物不良反应，另一方面也会加速耐药菌的产生，使得真正发生严重感染时治疗更加困难。

总之，人工关节置换术后应严格按照医生的建议合理使用抗生素，而不是自行延长使用时间或选择高级别的抗生素来试图降低感染发生率。

61 术后伤口不愈合的风险有多大？如何预防伤口不愈合？

人工膝关节置换术后伤口不愈合的风险相对较低，但具体情况因个体差异、手术情况、术后护理等多种因素而有所不同。以下是一些预防伤口不愈合的措施。

（1）术前管理：①积极治疗基础疾病，如控制好血糖、改善营养状况等，提高身体的抵抗力；②戒烟，减少吸烟对伤口愈合的不良影响。

（2）术后护理：①保持伤口清洁干燥，定期规范换药；②合理使用抗生素预防感染；③保证充足的营养摄入，多吃富含蛋白质、维生素等营养物质的食物；④避免剧烈活动导致伤口牵拉；⑤密切观察伤口情况，如有异常及时处理；⑥控制基础疾病，如糖尿病患者严格监测和控制血糖；⑦避免伤口受压或身体长时间处于不良姿势。

62 术后血栓形成的风险有多大，如何预防？

人工膝关节置换术后血栓形成的风险相对较高，尤其是下肢深静脉血栓形成。不同研究报道的具体发生率可能有所差异，但总体来说是需要高度重视的并发症。以下是一些预防术后血栓形成的措施。

（1）早期活动：鼓励患者尽早进行下肢肌肉的主动收缩和关节活动，如踝泵运动等。

（2）物理预防：使用间歇性充气加压装置，促进下肢血液循环。穿梯度压力弹力袜。

（3）药物预防：遵医嘱应用抗凝药物，如低分子肝素等。密切监测凝血功能，根据情况调整药物剂量。

（4）保持水分摄入：适当多饮水，防止血液浓缩。

（5）饮食调整：多吃新鲜蔬菜、水果，避免高油高脂食物。

(6)密切观察:医护人员需密切观察患者的下肢情况,如有无肿胀、疼痛等,以便及时发现异常。

63 术后需要穿梯度压力弹力袜预防血栓吗?

根据《中国骨科大手术静脉血栓栓塞症预防指南》,人工膝关节置换术后通常建议穿梯度压力弹力袜(图17)。

梯度压力弹力袜能够对腿部施加由下而上递减的压力,有助于促进下肢静脉血液回流,减少血液在下肢淤积。这对于术后患者来说有以下几个重要的好处。

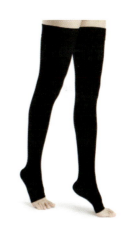

图17 梯度压力弹力袜

(1)降低下肢深静脉血栓形成的风险:手术后患者活动受限,血液流动相对缓慢,容易形成血栓。梯度压力弹力袜可以有效预防这种情况。例如,有些患者术后没有采取预防措施,可能会出现腿部肿胀、疼痛,严重的血栓脱落还可能导致肺栓塞等危及生命的并发症。

(2)减轻术后肿胀:手术会造成局部组织损伤和炎症反应,导致下肢肿胀。梯度压力弹力袜能一定程度上减轻肿胀程度,加快恢复。

是否穿着梯度压力弹力袜,还需要综合考虑患者的个体情况。例如,对于某些皮肤敏感、容易过敏的患者,或者存在腿部皮肤疾病的患者,可能需要谨慎使用或采取其他替代措施。同时,医生会根据患者的具体病情、身体状况以及术后恢复的进展来决定每天穿着的时长及频次。

64 哪些患者不适合在术后穿戴梯度压力弹力袜？

《中国骨科大手术静脉血栓栓塞症预防指南》指出，存在下列情况的患者禁用或慎用梯度压力弹力袜等物理预防措施：①充血性心力衰竭、肺水肿或下肢严重水肿；②下肢深静脉血栓形成、肺栓塞或血栓(性)静脉炎；③下肢局部异常(如皮炎、坏疽、近期接受过皮肤移植手术)；④下肢血管严重动脉硬化或狭窄、其他缺血性血管病(糖尿病足等)及下肢严重畸形等。

65 如何选择梯度压力弹力袜？

选择梯度压力弹力袜时，需要重点考虑以下几个方面。

(1) 压力级别：一般分为不同的压力等级，如1级、2级、3级等。对于人工膝关节置换术后，通常会建议选择2级压力的弹力袜。但具体还需根据医生的建议和个人的腿部症状来决定。例如，腿部肿胀较为严重，可能需要更高压力等级的弹力袜。

(2) 尺寸合适：准确测量腿部的尺寸至关重要。需要测量小腿最粗处的周长、脚踝最细处的周长以及大腿的周长。如果尺寸选择不当，过紧可能会影响血液循环，过松则无法达到预期的效果。例如，选择的袜子过小，会在腿部留下明显的勒痕，甚至引起皮肤破损；而选择过大的袜子，则无法提供足够的压力。

(3) 材质质量：优先选择柔软、透气、舒适的材质，如棉质与氨纶的混合材质。这样可以减少皮肤过敏和不适感，尤其在术后需要长时间穿着时。而一些劣质材质可能导致皮肤瘙痒、闷热，影响患者的依从性。

（4）品牌和口碑：品牌产品通常在质量和效果上更有保障，可以通过查看其他用户的评价和专业医疗机构的推荐来选择。例如，某些专业的医疗品牌在压力的准确性和稳定性方面表现出色。

（5）设计和款式：考虑到穿着的便利性，建议选择开口设计合理、易于穿脱的款式。有些弹力袜在足跟和足趾处有特殊的设计，能提供更好的舒适度。

总之，在选择梯度压力弹力袜时，最好在医生或专业人士的指导下，结合自身的实际情况进行综合考虑。

66 如果术后出现血栓形成，会有什么后果？如何处理？

（1）后果

1）下肢肿胀、疼痛：这是常见表现，患肢通常会出现比较剧烈的肿胀，影响患者活动和舒适度。

2）影响下肢功能：可能导致下肢活动受限、无力等。

3）栓子脱落引发严重并发症：如肺动脉栓塞，这是非常危急的情况，可能危及生命。

（2）处理方法

1）药物治疗：增加抗凝药物的剂量或调整用药方案，以防止血栓进一步扩大或新的血栓形成。使用溶栓药物溶解血栓，但需严格评估风险。

2）物理治疗：如继续使用间歇性充气加压装置等促进血液循环。

3）密切观察病情：监测下肢肿胀情况、凝血指标等，观察有无新的症状出现。

4）休息和抬高下肢：减少活动，抬高患肢以促进血液回流。

5）处理并发症：若发生肺动脉栓塞等严重并发症，需紧急进行相应抢救和治疗。

在处理过程中，需要医生根据具体情况进行综合评估和个体化治疗，患者应严格遵医嘱配合治疗。同时，要注意观察病情变化，如有异常应及时告知医护人员。

67 术后膝关节脱位的可能性有多大？如何避免？

一般情况下，人工膝关节置换术后膝关节脱位的发生率非常低，术后脱位的发生主要与手术技术、假体类型、患者自身情况等相关。为避免膝关节脱位，可采取以下措施。

（1）术前评估：仔细评估患者的关节情况、韧带状态等，为手术方案提供依据。对于特殊病例，选择限制性高的假体以增加稳定性。

（2）精准手术操作：确保假体安装位置准确，韧带平衡处理恰当，特别是屈伸间隙的平衡。

（3）术后康复指导：教导患者正确的姿势和动作，避免不恰当的活动导致脱位。按照康复计划循序渐进地进行康复锻炼，增强关节周围肌肉力量和稳定性。

（4）避免高风险动作：如过度屈伸、旋转膝关节等。

（5）定期复查：及时发现可能存在的问题并进行调整处理。

（6）加强保护：在日常生活中注意保护膝关节，避免意外损伤。如果出现关节不稳定的情况，在医生评估后可佩戴支具进行保护。

68 术后出血或出现血肿的风险如何？如何避免？

人工膝关节置换术后出血和出现血肿的风险较低，主要风险因素包括：患者自身的凝血功能状况、手术操作过程、术后的活动情况等。

为了降低这种风险并避免相关问题，可以采取以下措施。

（1）密切观察伤口：注意伤口处有无渗血、肿胀加剧等异常情况。

（2）遵循医嘱：严格按照医生的建议进行休息、活动和用药。通常情况下，人工膝关节置换术后需要进行一段时间的抗凝治疗。在服用抗凝药物期间，需要对凝血功能进行检测，如果出现皮肤青紫、瘀斑、牙龈持续出血、黑便等情况，要及时停药并就诊。服用抗凝药物可以预防血栓形成，但同时也应监测凝血功能以降低出血风险。

（3）避免过度活动：尤其是在术后早期，不要过早进行过度的屈膝、负重等动作，以免影响伤口愈合导致出血增加。

（4）注意休息和体位：保证充足的睡眠，休息时适当抬高下肢，促进血液回流。

（5）及时报告异常：如果患者既往存在凝血功能异常、血小板减少等情况，术后更要加强对凝血功能的监测。如果发现伤口出血明显增多、局部肿胀疼痛突然加重或出现大片瘀斑等异常，要立即告知医护人员。

例如，有些患者术后可能会看到伤口处有少量血性渗出，这通常是正常的，但如果渗出持续不断且量较大，或者出现整个下肢明显肿胀、皮肤发亮等,就需要警惕出血或血肿形成的可能。另外,若术后出现头晕、乏力等贫血症状,也可能提示有出血问题。总之,术后要仔细观察并与医护人员保持良好沟通,以便及时发现和处理问题。

> **生活案例**
>
> 刘先生在人工膝关节置换术后 2 周突然发现患侧大腿上出现了一大块青紫。他立刻想到了出院前医生告诉过他,术后 1 个月,在服用利伐沙班抗凝药的情况下有可能出现这种情况。刘先生及时联系手术医生,在排除了其他出血和血栓症状存在的情况下,刘先生根据医嘱及时停用了抗凝药物。随着时间的推移,瘀斑逐渐被吸收,患肢的皮肤状况慢慢恢复正常。

69 术后人工关节松动或磨损的风险有多大?如何预防?

一般来说,人工膝关节置换术后发生松动或磨损的风险并不是特别高。随着科技的进步,人工膝关节的固定材料和假体材料逐步改进,人工关节的耐磨和稳定性能均有可靠保障。术后人工关节松动和磨损的影响因素主要包括:患者的体重、活动量、假体的质量和手术技术等。以下是一些预防措施:

(1)控制体重:减轻体重可以减少对人工关节的压力和磨损。

(2) 合理运动和活动：避免过度剧烈和不适当的运动，按照医生建议的康复方案进行适度活动。爬山、上下楼梯、跪坐、深蹲以及负重行走等活动会导致膝关节压力增加，术后应尽量避免。

(3) 控制工作强度：从事重体力劳动会增加假体的负重，从而加重假体的磨损和松动概率。

(4) 定期复查：按时到医院进行复查，以便早期发现可能出现的问题。

(5) 避免外伤：防止跌倒等外伤，以免对人工关节造成损害。

(6) 增强肌肉力量：通过锻炼增强下肢肌肉力量，为关节提供更好的支撑和稳定。

(7) 预防和治疗骨质疏松：严重的骨质疏松会增加假体松动的概率，合理运动、均衡饮食都可有效预防骨质疏松。骨质疏松患者需要定期随访骨密度，服用骨质疏松相关的治疗药物。

例如，一位体重较重的患者，在术后更要注意控制体重，尽量避免长时间负重行走或进行高强度的运动，如跑步、跳跃等。而一位术后恢复良好的患者，也不能掉以轻心，要坚持进行如直腿抬高这样的锻炼来增强股四头肌力量。如果在复查中发现假体有轻微的松动迹象，医生可能会建议调整活动方式或采取进一步的治疗措施来延缓进展。总之，通过患者自身的注意和配合医生的治疗，可以在一定程度上降低人工关节松动或磨损的风险。

70 人工膝关节置换术后假体松动的症状有哪些？

人工膝关节置换术后假体松动的症状主要包括以下几个方面。

(1) 疼痛：膝关节出现疼痛，尤其是在负重或活动时疼痛加剧,休息后可能也不能完全缓解。

(2) 肿胀:手术部位及周围可能出现肿胀。

(3) 关节不稳:感觉膝关节不稳定,有打晃、错动感。

(4) 活动受限:关节活动范围减小,活动不灵活。

(5) 异常响声:在活动膝关节时可能会听到异常的响声或摩擦声。

例如,患者可能会感觉到在行走或上下楼梯时膝关节疼痛明显,且这种疼痛持续存在并逐渐加重。又或者在活动时明显感觉到膝关节不像以前那样稳定,有发生脱位的感觉。如果出现这些症状,应及时就医进行检查和评估,以确定是否存在假体松动等问题。

71 术后是否可能出现神经损伤?如何预防和处理?

人工膝关节置换术后出现神经损伤的总体发生率相对较低。最常见的为腓总神经损伤。

(1) 主要表现

1) 运动障碍:足下垂,走路时呈跨越步态。不能主动背伸踝关节、足趾。

2) 感觉障碍:小腿外侧及足背皮肤感觉减退或消失,如麻木、刺痛等感觉异常。

(2) 损伤的主要因素

1) 医源性损伤:术中操作不当可能会导致该神经损伤。术后伤口敷料或者弹力绷带固定过紧,导致腓总神经压迫,引起损伤。

2) 患者因素:术后体位不当,患膝外侧持续受压,导致腓总神经损伤,常见于长时间侧卧位。

3）其他因素：患膝外翻畸形严重，畸形矫正后腓总神经出现牵拉，引起损伤。

（3）预防神经损伤的方法

1）术前准确评估：医生对患者的身体状况，尤其是神经情况进行细致评估。

2）精细手术操作：手术过程中医生要操作精准，尽量避免对神经的牵拉、挤压等。

3）控制手术时间：过长的手术时间可能增加神经损伤风险，要合理安排手术进程。

4）积极术后康复：卧床期间经常变换体位，避免长时间压迫患膝。

（4）神经损伤后的处理方法

1）密切观察：观察神经损伤的症状是否有改善或加重的趋势。

2）药物治疗：可能会使用营养神经的药物促进恢复。

3）康复训练：根据神经损伤的具体情况，制订合适的康复训练计划。

4）必要时手术干预：如果神经损伤严重且持续不恢复，可能需要进一步手术修复。

如果术后小腿或足部出现麻木、无力等症状，可能提示有神经损伤。此时要及时告知医生，医生会通过检查来判断神经损伤的程度。绝大多数的腓总神经损伤为轻度损伤，通过休息、药物和康复训练，神经功能可能逐渐恢复。但如果是较严重的损伤，可能需要更积极的治疗措施。总之，医生会根据具体情况采取个性化的处理方案，患者要积极配合治疗和康复过程。

72 术后疼痛持续的时间通常有多长?

一般来说,术后 3 天内,由于创伤导致的关节周围软组织持续肿胀,疼痛会较为明显,随后疼痛会显著减轻。但也不需要太过担心,医生会通过患者的临床表现,选择多种镇痛方案减轻患者疼痛。通常在术后 1~2 周,大部分患者的疼痛会有较明显的缓解,但可能仍会有一些轻微的不适或活动时的隐痛,这种情况可能会持续数月。

然而,一些因素可能影响疼痛持续的时间,例如,个体对疼痛的耐受程度、手术的情况、术后康复是否规范、是否出现并发症等。有些患者可能恢复较快,疼痛在较短时间内就基本消失;而有些患者可能由于各种原因,疼痛持续时间相对较长。

例如,有的患者术后积极配合康复训练,伤口愈合良好,可能术后 1 个月左右就基本感觉不到明显疼痛了;但如果患者出现了伤口感染、假体松动等并发症,那么疼痛可能会持续更久,甚至加重。总体而言,患者要积极与医生沟通,按照医生的指导进行康复训练和处理疼痛,以促进疼痛的尽快缓解。

73 术后如何预防肺部感染?应该注意哪些生活习惯?

人工膝关节置换术后出现肺部感染主要见于高龄、基础情况差或者存在呼吸系统疾病的患者,常见原因主要包括以下几点:

(1) 患者自身因素

1）年龄较大,身体功能下降,呼吸道防御功能减弱。

2）原有呼吸系统疾病,如慢性支气管炎等,使呼吸道更容易感染。

3）长期卧床导致痰液积聚,不易咳出。

4）术前有吸烟史,呼吸道清洁能力差。

(2) 手术相关因素

1）手术创伤和应激反应可能使机体抵抗力下降。

2）术后疼痛限制呼吸和咳嗽,不利于痰液排出。

3）麻醉药物可能对呼吸功能有一定抑制作用,导致术后呼吸变浅、咳痰无力。

(3) 术后管理因素

1）术后未及时指导患者进行有效的呼吸和咳嗽训练。

2）病房内人员流动大,增加感染机会。

3）预防肺部感染措施:①深呼吸和有效咳嗽。术后要经常进行深呼吸练习,定时咳嗽,以帮助排出呼吸道分泌物。②翻身拍背。家属可以协助患者定时翻身,并轻轻拍打背部,促进痰液排出。③保持室内空气流通。定时开窗通风,保持空气新鲜。

(4) 生活习惯

1）戒烟:吸烟会损害呼吸道功能,增加感染风险,应尽早戒烟。

2）增加水分摄入:保证充足的水分摄入,有助于稀释痰液。

3）适度活动:在身体允许的情况下,尽早下床活动,可增强呼吸功能。

4）注意保暖:避免着凉感冒引发呼吸道感染。

5）口腔清洁:保持口腔卫生,防止细菌滋生后吸入呼吸道。

例如，患者可以每天设定几个时间点进行深呼吸和咳嗽训练；家属要耐心地为患者翻身拍背；患者要养成多喝水的习惯，即使卧床也尽量多活动上肢等。通过这些措施和良好的生活习惯，可以有效降低术后肺部感染的发生率。

> **生活案例**
>
> 周大爷术前长期吸烟，经常咳嗽、咳痰。为了预防术后肺部感染，周大爷术前积极戒烟，学习如何科学地深呼吸，主动咳嗽、咳痰。术后每天保证房间通风，主动深呼吸；饮食清淡，细嚼慢咽；饭后坐直半小时。能下床后，会在走廊慢慢踱步，定时咳嗽、咳痰。手术前后周大爷的肺部各项指标都表现良好，很快就顺利出院了。

74 术后如何识别和处理潜在的并发症，如心脏或肺部问题？

一般情况下，术后一段时间会通过心电监护仪对患者的呼吸、循环等重要指标进行监护，如果出现相关问题，监护仪会发出警报，同时医护人员会对相关情况进行及时处理。在没有心电监护的情况下，患者和家属可以通过以下方法识别和处理术后潜在心脏或肺部问题。

（1）心脏问题

1）识别：观察患者是否出现心慌、胸闷、呼吸困难、心跳异常加快或减慢、血压不稳定等表现。

2）处理：一旦怀疑有心脏问题，应立即监测生命体征，进行心电图等检查，根据具体情况请心内科会诊，给予相应的药物治疗或其他干预措施，如控制心率、改善心肌供血等。

（2）肺部问题

1）识别：注意患者有无咳嗽、咳痰（包括痰液性质和量的变化）、呼吸急促、胸痛、发热等症状，听诊肺部有无啰音等异常。

2）处理：如果发现肺部问题，要鼓励患者深呼吸和咳嗽，协助排痰，必要时进行雾化吸入。若怀疑有肺部感染等严重情况，需进行血常规、胸片等检查，给予抗感染等治疗。

例如，患者术后突然感到心慌、气促，这可能提示心脏出现状况，要及时进行检查和处理。又如，患者出现咳嗽加剧且伴有发热，可能是肺部感染的信号，需要及时采取措施来改善症状和控制病情。总之，患者出现突然的病情变化，应及时通知医护人员进行处理。

75 人工膝关节置换术后会出现骨折吗？如何预防和治疗？

人工膝关节置换术后骨折的总体发生率较低。

（1）发生的原因

1）外伤：是最常见的致病因素，如摔倒、碰撞等意外导致。

2）假体周围骨质疏松：可能使骨骼强度下降，容易发生骨折。

（2）预防措施

1）加强康复训练，增强下肢肌肉力量和关节稳定性，以降低摔倒风险。

2）注意日常活动安全，增强风险意识，避免高风险动作，更换防滑外出鞋和室内鞋,浴室、厨房等地做好防滑措施。

3)术后定期复查,监测骨密度等情况,必要时进行抗骨质疏松治疗。

(3)治疗方法

1)对于无明显移位的骨折,可采取保守治疗,如制动、支具固定等。

2)对于移位明显或影响假体稳定性的骨折,常需要手术治疗,如切开复位内固定等,同时要评估假体情况,可能需要对假体进行调整或更换。

例如,患者在术后康复过程中应按照康复师的指导进行科学训练,提高关节灵活性和稳定性,减少意外摔倒的可能。如果发生了骨折,医生会根据骨折的具体情况来选择最合适的治疗方案,如骨折移位不明显,可能会采用长腿支具固定一段时间,并密切观察骨折愈合情况。总之,要综合多种方法来尽量降低骨折发生率,一旦发生,要妥善处理以保障患者的康复和功能恢复。

76 如果出现并发症会导致瘫痪吗?

人工膝关节置换术后极少会导致瘫痪。人工膝关节置换术主要是针对膝关节严重病变进行的治疗手术,手术的目的是改善膝关节功能、缓解疼痛,一般不会影响神经功能导致肢体功能障碍。

在极少数情况下,如果手术过程中出现严重的、不可预见的意外,如严重的血管或神经损伤且未能及时妥善处理,可能会对下肢的运动功能产生一定影响,但这种情况非常罕见。通常,只要手术操作规范、术后护理得当、患者积极配合康复,一般不会出现瘫痪这样严重的后果。

总之，虽不能完全排除极小概率事件的发生，但总体而言，人工膝关节置换术是一种相对安全且有效的治疗手段，不必担忧手术导致瘫痪的问题。

77 术后如何定期随访和监测，以便尽早发现并处理并发症？

不同的手术团队对于术后的随访和监测有不同的方案。一般情况下，患者在出院前医生都会告知随访的时间。以下是人工膝关节置换术后定期随访和监测的一些要点。

（1）定期复查

1）术后1、3、6个月和1年进行常规复查，之后根据情况每年或每2年复查1次。不同的手术团队可能对复查时间有不同的要求。

2）按照医生安排的时间准时前往医院。

（2）检查项目

1）医生进行体格检查，评估膝关节的活动度、稳定性、疼痛情况等。

2）影像学检查，如X线片（图18），观察假体位置、有无松动等迹象。

3）可能还会进行血液检查，如血常规、血沉、C反应蛋白等，以监测炎症反应情况。

（3）患者自我监测

1）关注自身症状，如疼痛、肿胀、活动受限等变化。

2）观察手术部位的外观，是否有异常隆起、发红等。

3）注意日常活动中膝关节的感觉和表现。

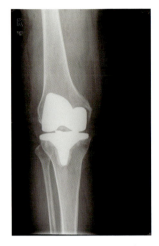 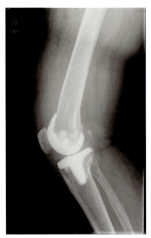

图 18　术后膝关节 X 线片

（4）与医生沟通

1）及时向医生反馈任何异常症状或担忧。

2）详细告知医生近期的活动情况、康复进展等。

通过以上全面的定期随访和监测，可以尽早发现潜在的并发症，如假体松动、感染、深静脉血栓等，并及时采取针对性的处理措施，保障手术效果和患者健康。

78 如果术后出现疼痛或功能受限，患者应该如何调整康复计划？

如果术后出现疼痛或功能受限，以下是一些调整康复计划的建议：

（1）疼痛情况

1）若疼痛较轻，可适当减少康复训练的强度和时间，增加休息时间。例如,原本每天练习 3 次,可减少为 2 次;每次练习的时长也可适度缩短。

2)若疼痛较明显,应暂停康复训练,先休息观察,同时及时与医生沟通,评估疼痛原因,可能需要进一步检查。待疼痛缓解后,再在医生指导下重新开始康复,且从较小的运动量开始逐步恢复。

(2)功能受限情况

1)对于轻度的功能受限,可以尝试调整训练动作的幅度和难度,更加注重动作的准确性和质量。

2)若功能受限严重,要停止可能加重功能受限的训练动作,等待医生的评估和建议。可能需要调整康复的重点和顺序,如先加强其他部位的力量训练,为改善功能受限创造更好的条件。

总之,出现问题后要保持冷静,不要盲目坚持原康复计划,及时与医生沟通,共同制定出适合当前状况的调整方案,以确保康复的安全和有效性。同时,要密切关注症状的变化,以便及时做出进一步的调整。

术后生活与长期管理

79 手术后需要服用哪些药物？它们的作用和不良反应有哪些？

关节置换术后短期内需要服用一些药物，主要的一些药物及其作用和常见不良反应如下：

（1）消炎镇痛药（如塞来昔布、双氯芬酸钠等）

1）作用：缓解术后疼痛和炎症。

2）不良反应：可能包括胃肠道不适（如腹痛、消化不良等）、增加心血管风险等。

（2）抗凝药（如利伐沙班、阿哌沙班等）

1）作用：预防下肢深静脉血栓形成。

2）不良反应：可能有出血倾向，如牙龈出血、皮下出血点等，少数可能出现肝功能异常。

（3）消肿药物（如迈之灵、地奥司明等）

1）作用：减少术后肿胀，利于术后康复训练。降低血管通透性，增加静脉回流，减轻静脉淤血症状。

2）不良反应：可能包括胃肠道不适，如恶心、呕吐等。少数情况下可能出现皮疹、瘙痒等。

（4）抗生素（围手术期短期使用）

1）作用：预防手术部位感染。

2）不良反应：可能有过敏反应、胃肠道不适、菌群失调等。

（5）钙剂和维生素D

1）作用：帮助维持骨骼健康，促进假体与骨的融合。

2）不良反应：一般较少见，过量服用钙剂可能导致便秘等。

当然，具体的用药需要根据患者的个体情况来决定，医生会综合评估并选择合适的药物。患者在用药过程中应密切观察身体反应，如有异常及时与医生沟通。例如，发现牙龈频繁出血或机体有较多瘀斑时，要及时反馈给医生，评估是否需要调整抗凝药的剂量。同时，患者应严格遵医嘱用药，不可自行增减或停用药物。

80 出院后患者需要去康复医院或者康复门诊吗？

如果患者具备以下条件，可以考虑在家中进行康复：①患者及家属对康复训练知识有较好的了解和掌握；②能够严格按照医生的指导进行康复锻炼，且有较好的依从性；③定期复查时医生评估康复情况良好，没有特殊问题。

如果患者存在以下情况，可以考虑出院后去康复医院或康复门诊：①康复进展较慢，在家中自行锻炼效果不佳；②有较为复杂的合并症，如同时患有心脑血管疾病等，需要更专业的康复指导和监测；③对康复训练的方法和要求不太清楚，需要专业人员详细讲解和示范；④希望能在更系统的康复环境中加速康复进程。

总之，患者可以与医生充分沟通，根据自身的具体情况和需求来决定是否需要去康复医院或康复门诊。如果选择去康复机构，要选择正规、专业的场所，以确保获得有效的康复治疗。如果在家康复，也要与医生保持密切联系，及时反馈康复过程中的问题。

81 复查内容都包括什么？复查需要带什么东西？

人工膝关节置换术后复查的内容及所需携带的物品通常包括

以下方面。

（1）复查内容

1）膝关节局部检查：观察伤口愈合情况，有无肿胀、发红、渗液等，检查膝关节的活动度、稳定性。

2）影像学检查：如X线、CT等，以评估假体的位置、有无松动等情况。

3）功能评估：了解患者的行走能力、上下楼梯等日常活动功能恢复情况。

4）询问症状：了解患者是否有疼痛、不适、异响等情况。

（2）复查时需携带的资料

1）病历资料：包括手术记录、出院小结等，以便医生全面了解手术情况。

2）以往的检查报告：如术前和术后的X线片、CT片等。

3）康复记录：记录康复训练情况的本子或材料。

例如，患者复查时带着完整的病例资料，医生能清晰看到手术的具体细节和后续治疗方案；携带之前的X线片或CT片，可与本次复查的片子进行对比，更直观地观察假体的变化；带着康复记录可以让医生了解患者的康复进度和训练情况，从而更好地指导下一步的康复。

需要注意的是，具体的复查内容和要求可能因医院、医生的习惯而有所不同，建议在复查前与医生或医院沟通确认。

82 术后关节再次出现较剧烈的疼痛该怎么办？

首先，不要惊慌，避免过度活动关节，以防加重损伤。

其次，立即联系手术医生或到医院就诊，向医生详细描述疼痛的特点,如发作时间、疼痛程度、加重或缓解因素、是否伴有其他症状(如肿胀、发热、活动受限程度加重等)。

医生可能会进行以下操作:

1)体格检查,再次评估膝关节的情况,包括外观、活动度、压痛等。

2)安排进一步的检查,如血常规、C反应蛋白、血沉等血液检查,以及X线、MRI等影像学检查,以排除感染、假体松动等问题。

3)根据检查结果制定相应的治疗方案。如果是轻度的不适,可能仅需调整康复计划或给予对症治疗,如休息、理疗、药物治疗等。

4)若是感染、假体松动等严重问题,可能需要再次手术干预,如清创、翻修手术等。

如果检查发现只是轻微的滑膜炎,医生可能会建议多休息、冷敷、服用非甾体抗炎药来缓解疼痛;而如果发现是假体松动导致的疼痛且较为严重,可能就需要进行翻修手术来解决问题。

总之,一旦出现术后关节再次疼痛,要及时就医,积极配合医生的检查和治疗,不要自行处理或延误病情。

83 骨质疏松症的高危人群包括哪些?骨质疏松症患者关节置换术后有哪些注意事项?

(1)骨质疏松症的高危人群

1)绝经后女性:绝经后雌激素水平下降,导致骨量快速丢失。

2)老年人:随着年龄增长,身体功能下降,骨代谢失衡。

3)长期吸烟人群:吸烟可能影响钙吸收和激素水平。

4)过度饮酒者:酒精可干扰骨代谢。

5）长期使用某些药物人群：如长期使用糖皮质激素等药物。

6）患有某些疾病的患者：如甲状旁腺功能亢进症、糖尿病等。

7）缺乏运动者：骨骼缺乏应力刺激，不利于骨形成。

8）挑食、偏食人群：导致钙、维生素 D 等摄入不足。

9）有骨质疏松症家族史者：可能存在遗传易感性。

（2）骨质疏松症患者在膝关节置换术后的注意事项

1）药物治疗方面：严格遵医嘱继续服用抗骨质疏松药物，不能随意停药。定期复查骨密度等指标，以便医生根据情况调整药物。

2）康复训练方面：康复训练要循序渐进，避免因急于求成而导致意外损伤。在康复师指导下，进行针对性的增强肌肉力量的训练，以更好地保护关节。

3）日常生活方面：注意安全，避免跌倒，可使用辅助器具如拐杖等。保证营养均衡，摄入富含钙、蛋白质等的食物。避免重体力劳动和剧烈运动。日常活动中要注意保护膝关节，避免过度屈伸和扭转。

4）定期复查方面：除了常规的术后复查，还要关注骨质疏松的治疗情况。

5）其他：及时向医生反馈任何不适症状，如疼痛加重、出现新的症状等。

例如，患者应牢记每天按时服用抗骨质疏松药物；在康复训练时，从简单的动作开始，逐渐增加难度；饮食中增加牛奶、豆制品等富含钙质的食物摄入；外出时使用拐杖以增加稳定性。对于骨质疏松症患者，术后更要注重各方面的细节，以保障手术效果和关节的长期健康。

84 术后需要补钙吗？

一般来说，如果患者在术前没有明显的钙缺乏或骨质疏松表现，术后通过正常饮食通常能够获得足够的钙质，不一定需要额外补钙。

但如果患者术后饮食中钙摄入不足，或者处于特殊时期（如老年女性绝经后），医生可能建议适当补充钙剂和维生素 D，以帮助维持骨骼健康，促进术后恢复和假体的长期稳定。

例如，对于一位平时饮食均衡、食物中含有丰富的钙且没有特殊情况的年轻患者，可能不需要专门补钙；而对于一位绝经后且平时饮食中钙摄入不太够的女性患者，医生可能建议补充一定剂量的钙剂和维生素 D。但具体是否需要补钙最好咨询医生，医生会根据个体的具体情况进行评估和指导。

85 术后推荐的钙质摄入剂量一般是多少？

人工膝关节置换术后补钙的剂量因人而异，通常会受到以下因素影响。

个体的年龄、性别、基础健康状况（如是否有骨质疏松）、饮食习惯、术后恢复情况等。

一般来说，对于没有明显骨质疏松的患者，可能每日补充元素钙 600～800 毫克，并同时补充适量的维生素 D。如果存在骨质疏松或有较高风险，可能需要增加补钙剂量，每日元素钙的补充量可能达到 1 000～1 200 毫克甚至更多，但具体剂量应严格遵循医生的建议。

需要注意的是,过量补钙也可能带来一些不良影响,如增加结石风险等。

例如,一位 60 岁的女性患者,术后检查有轻度骨质疏松,医生可能建议她每天补充 1 000 毫克元素钙和相应剂量的维生素 D；而对于一位年轻且术前骨密度正常的患者,可能只需每天补充 600 毫克元素钙即可。一定要在医生指导下进行合理补钙,不要自行随意增减剂量。

86 术后患者能否驾驶汽车,何时可以重新开始驾驶？

一般来说,在术后早期,由于关节活动度和力量尚未完全恢复,反应能力可能也有所下降,不建议驾驶汽车。

通常在术后 4～6 周后,当患者膝关节功能有明显改善,能够灵活屈伸、稳定站立,且腿部力量恢复较好,对刹车和油门有足够的控制能力时,可以考虑重新开始驾驶。但这也不是绝对的,还需要考虑患者的整体恢复情况、个体差异以及手术的具体情况等。

如果患者恢复较快,在术后 4 周时膝关节活动自如、力量足够,经医生评估后可能被允许开始驾驶；但如果恢复较慢,可能需要等待更长时间。在决定重新驾驶之前,最好与医生充分沟通,听取医生的专业建议,以确保驾驶安全。同时,即使开始驾驶,最初也应谨慎慢行,避免长时间驾驶或在复杂路况下驾驶。

87 关节置换术后可以做磁共振检查吗？

一般情况下，人工膝关节置换术后是可以做磁共振成像（MRI）检查的。

现在常用的人工膝关节假体多采用钴铬钼合金、钛合金等材料制成，这些材料通常在 MRI 检查中不会产生明显的伪影或不良影响。

然而，在某些特殊情况下，可能需要谨慎考虑或进一步评估。例如，患者体内除了膝关节假体外，还有其他金属植入物，且位置较为特殊，可能会对 MRI 产生一定干扰；或者患者在术后出现了一些特殊情况，医生可能会综合判断 MRI 检查的必要性和潜在风险。

例如，大多数患者在术后需要进行其他部位的 MRI 检查时，是可以正常进行的；但如果患者体内有复杂的金属植入情况，医生可能会与影像科医生共同商讨后再做决定。总体来说，对于人工膝关节置换术后能否做 MRI 检查，应根据具体情况咨询医生的意见。

88 两侧膝关节可以同时置换吗？

两侧膝关节可以同时做人工膝关节置换，但需要谨慎评估和权衡利弊。

（1）优点：①一次手术解决双侧问题，减少患者的手术次数和麻醉次数，相对节省时间和精力；②对于身体状况较好、能耐受较大手术的患者,可以更快地改善双膝功能。

(2)风险和挑战:①手术创伤较大,对患者身体的负担较重,术后恢复可能相对较慢,出现并发症的风险可能会增加,如感染、出血等;②对患者的术前身体状况要求较高,如心肺功能等能较好地耐受手术。

例如,患者整体健康状况良好,术前评估显示能够承受同时双侧置换,且患者强烈希望尽快改善双膝状况,医生可能考虑同时进行手术;但如果患者身体较为虚弱或存在某些基础疾病可能影响手术耐受性,则更倾向于先做一侧,待恢复一段时间后再做另一侧。最终是否同时进行双侧置换需要医生根据患者的具体情况进行个体化的综合判断和决策。

89 如分次做置换手术,多久后可以做另外一侧膝关节?

做完一侧人工膝关节置换后,做另一侧膝关节手术的时间间隔因人而异,主要取决于以下因素。

(1)患者恢复情况:如果患者前一侧术后恢复良好,身体状况稳定,没有出现严重并发症,可能间隔较短时间,如3~6个月就可以考虑做另一侧手术;但如果恢复较慢,有一些并发症需要处理,可能需要更长时间,甚至1年或更久。

(2)身体整体状况:患者的心肺功能等其他健康指标也会影响间隔时间,如果整体状况较好,能较快耐受再次手术,时间间隔可能相对较短。

例如,有的患者术后4个月复查时,各项指标都比较理想,医生可能认为可以安排另一侧的手术了;而有的患者术后出现了伤口愈合问题或其他身体不适，那可能要等待更长时间来确保安全。通常医生会根据患者具体的恢复进度和身体状况来综合判断并确定合适的时间进行另一侧人工膝关节置换手术。

90 如果后期患了糖尿病，会影响关节的功能吗？

如果后期患了糖尿病或其他疾病，是有可能影响关节功能的。

长期血糖控制不佳，可能导致周围血管病变、神经病变等，影响下肢血液循环和感觉，进而导致关节活动能力下降、感觉迟钝，增加受伤风险，也可能影响术后恢复效果。

糖尿病患者如果出现伤口愈合不良，可能会引发手术部位感染等问题，对关节功能产生不利影响。

因此，患者应随时注意身体情况的变化，如有糖尿病的相关表现，应及时就诊并严格按照医嘱调整饮食、控制血糖。血糖控制良好的糖尿病患者出现关节相关并发症的概率相对较低。

91 除了糖尿病，还有哪些疾病可能会影响人工膝关节置换术后的功能？

以下这些疾病也可能影响人工膝关节置换术后的功能。

（1）心血管疾病：如心力衰竭等可能导致体力活动受限，影响术后康复锻炼，进而影响关节功能恢复。

（2）脑血管疾病：如脑梗死等可能引起肢体活动障碍、平衡能力下降，不利于术后膝关节的正常使用和功能发挥。

（3）类风湿关节炎等自身免疫性疾病：如果病情控制不佳，可能导致多关节病变进展,影响整体关节功能。

(4)骨质疏松症:可能使假体周围骨质强度下降,增加假体松动等风险,影响关节稳定性和功能。

(5)慢性阻塞性肺疾病:可能导致呼吸困难,使患者在活动时感到费力,从而影响康复锻炼的进行和关节功能。

(6)下肢血管疾病:如下肢动脉硬化闭塞症等,可影响下肢血液循环,导致下肢乏力、疼痛等,对关节功能产生不利影响。

例如,严重心力衰竭患者术后可能因体力不足而难以进行有效的康复训练,导致关节活动度不理想;类风湿关节炎未控制好,除了置换的膝关节,其他关节也出现严重问题,会整体影响活动能力;骨质疏松症患者可能更容易出现假体松动,进而影响关节功能。

92 手术后能深蹲吗?

人工膝关节置换手术后是否能深蹲,取决于多种因素。

一般来说,在手术后的恢复初期,不建议做深蹲动作。因为此时膝关节的稳定性和力量还没有完全恢复,深蹲可能会对假体和周围组织造成过大的压力,增加损伤的风险。但随着术后的康复和恢复,如果手术效果良好,患者的膝关节功能恢复正常,肌肉力量足够强大,经过医生的评估和允许,可以尝试进行深蹲。

然而,需要注意的是,即使能够深蹲,其程度和频率也可能会受到一定限制。例如,与手术前相比,可能无法达到相同的深蹲深度,或者不能频繁地进行深蹲动作。例如,一位年轻且恢复良好的患者,在手术后1年左右,经过医生的许可,可以进行适度的深蹲练习,能够蹲下并保持一定时间,但深度可能不如术前。而对于年龄较大、身体状况较差、关节畸形严重或者恢复不太理想的患者，可能永远无法做深蹲动作。

总之，人工膝关节置换手术后能否深蹲不能一概而论，需要综合考虑患者的个体情况，并在医生的指导下进行。

93 术后在家中应如何安全地进行日常活动，如上下楼梯、坐起等？

术后在家中进行日常活动时要注意以下要点。

（1）上下楼梯：①上楼时，好腿先上，然后借助扶手将置换的腿迈上台阶；下楼时，置换腿先下，再移动好腿；②动作要缓慢、平稳，避免过度用力；③可以适当借助拐杖等辅助工具，增加稳定性。

（2）坐起：①从坐到站起时，先将身体移到椅子边缘，借助扶手或拐杖慢慢站起，避免直接用膝关节的力量猛然站起；②坐下时也应缓慢进行，避免膝关节受到冲击。

（3）其他注意事项：①避免长时间蹲跪姿势；②保持室内地面干燥、无障碍物，防止滑倒；③避免搬运重物；④按照康复计划循序渐进地进行锻炼，但不要过度疲劳。

例如，上下楼梯时要一步一步稳稳地走，不要着急；坐起时先调整好身体姿势再缓慢起身。同时，要时刻关注膝关节的感受，如有疼痛加重或不适，应及时停止活动并咨询医生。

94 术后还可以爬山、跑步、旅游吗？

术后在一定时间后且恢复良好的情况下，部分低强度活动（图

19)是可以进行的,但需要谨慎和注意方式。

(1)爬山:一般不建议在术后早期进行,尤其是较为陡峭的山。后期恢复较好时,可以尝试一些坡度较缓、路程较短的小山,但要注意控制速度和休息,避免过度劳累对关节造成损伤。

(2)跑步:可能需要更长时间的恢复。在经过充分的康复训练和医生评估后,可以尝试短距离的慢跑,但要密切关注关节的反应,不可过度。

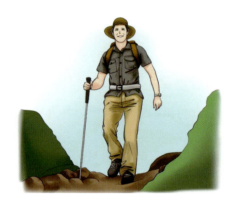

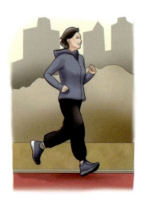

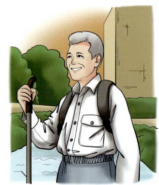

图 19　低强度活动

（3）旅游：通常是可以的，但要根据身体状况合理安排行程，避免长时间行走和过度疲劳，选择合适的交通方式和住宿条件，带上必要的辅助工具如拐杖等。

例如，术后1年左右，经过医生同意，可以偶尔去爬爬周边的小山，享受大自然；跑步可能要更晚一些，从短距离、低强度开始尝试；旅游时可以选择相对轻松的线路，走走停停，保证休息。但始终要记住，每个人的恢复情况不同，必须严格遵循医生的建议，以确保安全和关节的健康。过多的爬山、跑步会导致膝关节负重增加，可能在一定程度上增加人工关节磨损和松动的概率。

95 如果术后想减重，可以选择哪些运动？

人工膝关节置换术后想要减重，可以选择以下较为合适的运动。

（1）游泳：水的浮力可以减轻体重对膝关节的负担，同时能锻炼全身肌肉，对关节较为友好。

（2）骑自行车（室内固定自行车较好）：能增强腿部力量，且相对温和，但要注意调节合适的阻力和时间。

（3）平地慢走：在身体适应的情况下，适度的平地慢走有助于控制体重，但要避免过度。

（4）瑜伽（一些简单温和的动作）：如一些伸展动作等，但要避免过度扭转关节的姿势。

例如，可以每周安排几次游泳，每次约30分钟；每天进行15~20分钟的室内自行车锻炼；每天分几次进行累计约30分钟的平地慢走等。同时，在进行这些运动时，一定要密切关注关节的反应，如有不适及时停止，并咨询医生的建议，确保在不伤害关节的前提下进行有效的减重运动。

> **生活案例**
>
> 张阿姨在做了人工膝关节置换术后由于活动减少，体重增加了不少。在医生的建议和指导下，张阿姨选择她最喜欢的游泳作为主要运动方式进行减肥。她每周都会安排几次游泳，每次差不多30分钟。每间隔几天还会进行15~20分钟的室内自行车锻炼。另外，张阿姨还会把每天30分钟左右的平地慢走分成几次来完成。按照这样的运动方式坚持了一段时间，张阿姨的体重慢慢降下来了，身体也越来越灵活，整个人的精神状态都变好了。

96 饮酒、吸烟等会影响人工关节吗？

饮酒和吸烟对人工膝关节置换术后可能会产生一定影响。

（1）饮酒：过量饮酒可能影响身体的恢复能力，干扰免疫系统，从而影响手术部位的愈合和康复进程。长期大量饮酒还可能对肝脏等器官造成损害，间接影响身体整体健康状况，对膝关节恢复不利。

（2）吸烟：吸烟会导致血管收缩，影响血液循环，不利于手术伤口和假体周围组织的血液供应，增加伤口愈合不良、感染等风险。吸烟还可能影响骨代谢，对假体与骨的融合产生一定的负面影响。

如果术后频繁饮酒,可能导致恢复缓慢、伤口出现问题;而长期吸烟的患者可能会发现术后膝关节的恢复效果不如不吸烟的患者理想。所以,人工膝关节置换术后应尽量避免饮酒,最好能戒烟,以创造更有利于康复的条件。

97 如何选择合适的鞋子?

人工膝关节置换术后选择合适的鞋子非常重要,以下是一些选择建议。

(1) 稳定性:选择鞋底具有良好支撑和稳定性好的鞋子,能够减少行走时膝关节的晃动和不稳定感。例如,运动鞋通常具有较好的鞋底支撑。

(2) 低跟或平跟:避免高跟鞋,因为高跟鞋会改变身体的重心,增加膝关节的压力。低跟(1~2厘米)或平跟鞋更有利于膝关节的平衡和受力均匀。

(3) 足够的空间:确保鞋子内部有足够的空间,尤其是鞋头部分,要让足趾能够自由伸展,避免摩擦和压迫。

(4) 良好的减震:具备减震功能的鞋子可以减轻行走时对膝关节的冲击力。例如,一些专业的跑步鞋或健步鞋在这方面表现较好。

(5) 合适的尺码:准确测量脚的尺寸,选择合适的尺码,避免过紧或过松。过紧的鞋子可能导致血液循环不畅,过松的鞋子则会影响行走的稳定性。

(6) 轻便:选择轻便的鞋子,减轻行走时腿部的负担。

98 如何预防肌肉萎缩和关节僵硬?

人工膝关节置换术后预防肌肉萎缩和关节僵硬,可以从以下几个方面入手。

(1)早期康复训练:术后在医生的指导下尽快开始进行康复锻炼,如股四头肌等长收缩、直腿抬高练习等。逐渐增加训练的强度和难度,如进行腿屈伸练习(图20)。

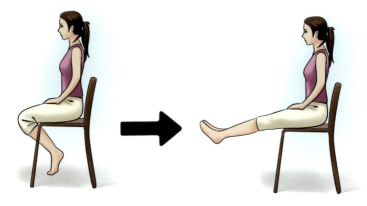

图20 通过坐姿腿屈伸进行腿部肌肉力量训练

(2)物理治疗:利用热敷、冷敷、按摩等物理方法,促进血液循环,缓解肌肉紧张。例如,术后早期可以进行冷敷来减轻肿胀和疼痛,后期热敷来放松肌肉。

(3)主动运动:鼓励患者主动活动膝关节和下肢肌肉,增强肌肉力量和关节灵活性。例如,尝试主动屈伸膝关节,进行踝泵运动。

(4)坚持日常活动：尽早恢复正常的日常生活活动，如行走、上下楼梯等，但要注意适度，避免过度疲劳。

(5)器械辅助：使用康复器械，如持续被动活动机，帮助膝关节进行持续的被动活动。

(6)饮食调理：保证摄入足够的蛋白质、维生素和矿物质，为肌肉恢复提供营养支持。

(7)定期复查：按照医生的建议定期复查，及时发现并处理可能出现的问题。

99 术后患者是否需要购买特殊的家居设备或家具？

人工膝关节置换术后，患者并不一定需要购买特殊的家居设备或家具，但在某些情况下，一些辅助设备或家具的调整可能为患者的康复和日常生活带来便利。以下是一些可能有帮助的选择。

(1)辅助行走设备：如拐杖或助行器，在术后初期能提供额外的支撑和平衡，帮助患者安全行走。

(2)高座椅：如较高的椅子或沙发，能够让患者在坐下和起身时减少膝关节的弯曲程度，减轻压力和负担。

(3)坐便器增高垫：使患者在使用坐便器时，膝关节弯曲角度较小，更轻松地完成起身和坐下的动作。

(4)床边扶手：安装在床边，方便患者起床时借力，增加稳定性。

(5)防滑垫：放置在浴室或容易滑倒的地方，降低滑倒的风险。

是否需要购买这些物品取决于患者的个人恢复情况和家居环

境。例如,患者的家中卫生间空间较小,安装坐便器增高垫可能不太方便,那么通过在起身时借助墙壁的支撑也能达到类似的效果。再例如,一位身体较为强壮、恢复较快的患者,可能在术后不久就能够适应正常高度的座椅,不需要购买特殊的高座椅。

总之,患者可以根据自身的实际需求和医生或康复师的建议,来决定是否需要购买特殊的家居设备或家具。

100 术后多久可以进行夫妻生活?

人工膝关节置换术后进行性生活的时间因人而异,通常需要在身体恢复到一定程度后。一般来说,如果术后恢复顺利,没有出现并发症,且患者自身感觉体力和膝关节功能良好,在术后 6~8 周可以考虑恢复性生活。但这只是一个大致的时间范围,具体还需根据个人的恢复情况而定。

需要注意的是,在进行性生活时,要避免过度扭曲或压迫膝关节,选择合适、舒适的体位,以减少对膝关节的压力和损伤。同时,也要注意控制节奏和强度,避免过度疲劳。

例如,一位 45 岁的男性患者,身体状况较好,术后 6 周左右,在膝关节没有明显疼痛和不适且体力恢复尚可的情况下,在医生的建议下,尝试恢复了性生活,过程中注意保护膝关节,没有出现不良情况。而对于一位 60 岁以上、恢复较慢的女性患者,可能需要 8 周,甚至更长时间,待膝关节活动度和力量有明显改善后,再考虑性生活。

总之,建议患者在准备恢复性生活前,先咨询医生的意见,以确保安全和健康。

图书在版编目(CIP)数据

人工膝关节置换100问/徐卫东,李朔编著.
上海：复旦大学出版社,2025.5.--(关节骨病及运
动损伤科普知识100问系列).-- ISBN 978-7-309-17806-7
Ⅰ.R687.4-44
中国国家版本馆CIP数据核字第20250C161G号

人工膝关节置换100问
徐卫东　李　朔　编著
责任编辑/肖　芬

复旦大学出版社有限公司出版发行
上海市国权路579号　邮编：200433
网址：fupnet@fudanpress.com　http://www.fudanpress.com
门市零售：86-21-65102580　团体订购：86-21-65104505
出版部电话：86-21-65642845
上海丽佳制版印刷有限公司

开本890毫米×1240毫米　1/32　印张3.75　字数91千字
2025年5月第1版
2025年5月第1版第1次印刷

ISBN 978-7-309-17806-7/R·2156
定价：55.00元

如有印装质量问题,请向复旦大学出版社有限公司出版部调换。
版权所有　　侵权必究